本书为国家自然科学基金面上项目"基于分级管理的社区高血压高危人群筛查工具的研制和效果评价"（项目号：71774031）的研究成果

复旦大学公共卫生与预防医学一流学科建设——健康中国研究院系列

Design and Effectiveness Evaluation of the Community-based Screening Tool and Management Guideline for Population at Risk for Hypertension

社区高血压高危人群筛查评分表及管理规范的研制和效果评价

李程跃 ／ 著

复旦大学 出版社

作者简介

　　李程跃,博士,复旦大学公共卫生学院副教授、硕士生导师,获上海人才发展资金资助,入选复旦大学"卓学优秀人才 2025"培育计划。主要从事公共卫生体系治理、慢性病人群健康管理与评估等方面的卫生政策与卫生管理研究。主持国家自然科学基金项目 3 项,以第一作者/通讯作者发表中、英文文章 60 余篇。以第一完成人身份获得 2017 年上海市科技进步三等奖。担任中国健康促进与教育协会疾病预防控制分会常务委员、中国医学救援学会公共卫生分会第一届理事会理事、《上海预防医学》杂志青年编委等。

前　　言

我国高血压患病率呈现逐年上升趋势,易导致脑卒中、冠心病等严重后果,带来的疾病和经济负担巨大,已成为严重危害居民健康的重要公共卫生问题。20世纪90年代起,我国开始重视高血压预防控制工作,从发布高血压防治指南、探索社区高血压管理模式推进工作开展,到出台中长期规划、制定《"健康中国2030"规划纲要》以突出、细化工作目标。现阶段,如何预防高血压疾病和管理高血压患者,已成为慢性病预防控制及整个公共卫生工作的重点之一。

自2006年师从郝模教授以来,我有幸参与了原卫生部疾病预防控制局牵头组织的疾病预防控制体系建设系列研究,包括规范化管理(包含高血压患者管理)、绩效评估和体系十年建设成效评价。2015年以来,我继续参与了上海市第四、五轮公共卫生体系三年行动计划项目,围绕适宜公共卫生体系的定位、定量标准等一系列难题展开探索。这些研究帮助我从宏观的角度对整个体系的建设发展思路、对传染病预防控制、慢性病预防控制、突发公共卫生事件应急处置等条线工作有了深入的了解。公共卫生体系治理逐渐成为了我的研究方向之一。

机缘巧合下,2014年,由郝模教授和吕军教授牵头,我作为主要成员参与了"十二五"国家科技支撑计划子课题"高血压慢病基层规范化防治适宜技术研究、评价与推广"的研究,重点是遴选和改良适用于社区的高血压患者管理技术。当前,慢性病管理工作的效果仍不是十分理想。因此,研究、实践层面均通过各种方式、方法与措施加强对高血压病患者的管理。在参加研究的过程中,我注意到,仅仅是加强对高血压患者的管理并不能降低或延缓当前高血压患病率逐年上升的趋势,更关键的应该是"关口前移",注重对高危人群的管理,预防或延缓其发展为高血压病患者。这才是遏制患病率上升的有效手段。目前,实践工作中虽然已经针对高血压高危人群开展了部分筛查和管理工作,但与预期目标仍有很大差距,处于"流于形式"的状态。其关键在于缺少找到高危人群的有效筛查工具,全流程的规范指导高危人群管理的工作也开展较少,而理论层面关于这方面的探索与研究亦较为缺乏。

上述思考促使我确定了研究主题。2017 年,"基于分级管理的社区高血压高危人群筛查工具的研制和效果评价"获得国家自然科学基金面上项目的资助。之后,我进一步聚焦高血压并发症高风险人群。2020 年,"基于供需双方的高血压并发症高风险人群社区管理规范与激励机制研究"同样获得国家自然科学基金面上项目的资助。这两个研究主题与《"健康中国 2030"规划纲要》中提出"推动重大慢性病早发现、早筛查、早诊断,降低发病风险"的要求一致。由此,慢性病人群的健康管理与干预逐渐成为了我的第二个研究方向。

本书是高血压高危人群管理方面研究成果的总结。主要是探索如何才能"找到"并"管好"高危人群,为降低高危人群发病风险、减少高血压发病提供筛查工具和管理规范。本书共包括 7 章:第一章介绍整个研究的背景、目的与当前的研究现状;第二章主要通过多元途径形成了高血压预防控制的风险因素清单,并明确了其中的关键风险因素;第三章重点介绍如何研制高血压高危人群筛查评分表,并检验评分表的信效度与效能;第四章重点介绍如何研制高血压高危人群的全流程管理规范;第五章是筛查评分表和管理规范的实证检验,在形成干预方案的基础上,在上海市长宁区某样本社区开展为期 1 年的设立平行对照的社区干预研究,并进行过程评价;第六章主要是运用双重差分分析的方法,从高血压发生状况、知信行状况及风险因素状况等角度评价 1 年社区干预的净效应,明确筛查评分表和管理规范的效果;第七章简要介绍了本研究的研究理论与方法、资料来源和收集方法等。

本书得到了国家自然科学基金面上项目(项目编号:71774031)、上海市高水平地方高校学科建设项目(2020)—公共卫生与预防医学一流学科建设项目、上海人才发展资金资助项目(项目编号:2020128)、复旦大学"卓学优秀人才 2025"培育计划、复旦大学公共卫生学院优秀青年人才培养项目等的支持,在此一并表示感谢!感谢上海市长宁区疾病预防控制中心、上海市嘉定区疾病预防控制中心、上海市长宁区新华街道社区卫生服务中心及上海市嘉定区嘉定镇街道社区卫生服务中心等专业机构和实践基地对课题开展的支持！感谢导师郝模教授、教研室主任吕军教授、学院党委书记罗力教授给予的指导和关心。感谢孙梅副教授等各位同事的支持，感谢我的学生胡素珍、谢臣晨、龚丹、蒋绮蕴、俞沁雯及王佳韵等对本课题的辛勤付出。感谢我的妻子徐文玺，以及父亲母亲、岳父岳母背后的默默支持。最后要感谢复旦大学出版社魏岚老师和刘冉老师为本书的出版付出的心血。

　　由于时间仓促及水平有限，本书难免存在不少疏漏之处，恳请各位读者不吝指正！

李程跃

2022 年 2 月

目　　录

第一章

社区高血压高危人群筛查
与管理的研究背景

一、背景意义

（一）高血压已成为影响居民健康的重要公共卫生问题

高血压是指以体循环动脉血压（收缩压和/或舒张压）增高为主要特征（收缩压≥140 mmHg，舒张压≥90 mmHg）的临床综合征。

新近发布的《中国居民营养与慢性病状况报告（2015）》显示，2012 年，我国 18 岁及以上成人高血压患病率已达 25.2％，较 2002 年的 18.8％增加了近 40％。据此推算，现阶段我国成人高血压患病人数已超过 2.7 亿人。随着社会经济发展和人民生活方式的改变，我国高血压患病率呈逐年上升的趋势。据预测，若高血压流行趋势得不到有效控制，到 2030 年，我国高血压患病人数将达到 3.52 亿人。

高血压对人群健康的危害巨大，已经成为我国排名第二的疾病风险因素。若控制不及时，将会导致脑卒中、冠心病、心力衰竭及动脉粥样硬化等严重后果，心脑血管病的发生和死亡有一半以上与高血压有关。我国人群监测数据显示，每年由于血压升高而导致的过早死亡人数高达 200万，导致劳动力丧失的原因中高血压约占 60％。从死亡占比看，2010 年，我国因高血压死亡共计 204.3 万例，占全部死亡的 24.6％。从带来的疾病负担看，2010 年，中国人群因高血压造成的伤残调整寿命年（disability adjusted life year，DALY）达 3 794 万人·年，占人群总 DALY 的 12％。从对期望寿命的影响程度看，2010 年，我国高血压死亡对期望寿命变化归因为－2.37％，到 2020 年变为－3.55％，对期望寿命影响的"负归因"逐渐加大。除此之外,高血压及其并发症严重消耗医疗和社会资源,给家庭和社会造成沉重的生活和经济负担。据估算,我国每年用于高血压治疗的直接医疗费用至少达 366 亿元人民币。

总之,高血压具有高患病率、高并发症和高致残率的特点,带来的疾病和经济负担巨大,已成为严重危害居民健康的重要公共卫生问题。

(二) 尽早发现并管理高危人群是遏制高血压患病率过快上升的重要手段

高血压高危人群指的是具有某些风险性高的因素或特征、高血压疾病发生风险较正常人高的人群组合,即容易发生高血压的一类人群。他们大多存在正常高值血压、超重、糖尿病、吸烟、饮酒及高盐饮食等情况。研究表明,高血压高危人群未来发生高血压的风险比正常人群增加 1 倍以上,且心肌梗死、冠心病等心脑血管疾病的发病率和病死率均较正常血压人群高。

以高血压高危人群最常见的一类特征——"正常高值血压"(收缩压在 130～139 mmHg 或舒张压在 85～89 mmHg)为例,我国成人的正常高值血压发生率约为 32.2%,而美国、日本及印度等地的发生率也均在 31%～35%。近年来,由于不健康的生活方式(高热量饮食、缺乏体力活动等)日益增加、缺乏健康促进相关知识等原因,使得高血压高危人群人数迅猛增长,成为了高血压患者群体庞大的"后备军"。"后备军"一旦发生、发展为高血压,将引起高血压患病率的进一步"井喷",给老百姓带来极大的疾病负担,影响"全民健康"目标的实现,还将占用大量的社会和经济资源,甚至侵蚀我国的改革红利。因此,有效管理好庞大的高血压高危人群,预防或延缓其发展为高血压刻不容缓。

《黄帝内经》有云:"上工,不治已病治未病"。2016 年 8 月召开的全国卫生与健康大会亦明确提出:"由疾病治疗向健康管理转变"。2017 年 1 月出台的《中国防治慢性病中长期规划(2017—2025 年)》明确提出要"加强慢性病早期筛查和早期发现""实施高血压高危人群健康干预"。治疗和管理好现有的高血压患者固然重要,但更应"关口前移",从"管理疾病"前移到"管控风险因素",将高危人群的筛查和管理放在同等重要的位置。

通过筛查工作尽早、主动发现高危人群,并对其进行针对性的干预与管理意义重大:一方面能够促使其对高血压疾病、相关风险因素及带来的危害等有更深入的了解,增强防患未然的意识,从而促使其采取更健康的行为和生活方式,控制风险因素的进一步发展,最大限度延缓、甚至是避免高血压的发生;另一方面,即使上述人群发生、发展为高血压新患者,也能够通过早诊断、早治疗改善高血压的预后,预防并发症的发生,改善其健康结局;与此同时,还能直接带来高血压治疗费用和工作量下降,减少或避免因高血压患病给人们带来的疾病负担、给社会带来的资源浪费。

由此可见,筛查和管理高血压高危人群是高血压预防控制(简称"高血压防控")的一项有效措施,是延缓和减少高血压患病、遏制高血压患病人数过快上升的重要手段。这也是我国"预防为主"工作方针的具体体现。

(三) 社区是开展高血压高危人群筛查和管理的"主战场"

根据筛查和管理的地点,高危人群的筛查与管理主要分为两种模式:一是以二、三级医院为基础;二是以社区为基础。相较医院,社区更贴近居民,在经济、地理等方面的可及性较前者好。社区医务人员更易与居民建立良好的沟通环境和氛围,更有利于筛查和管理工作的开展。此外,高危人群管理的诸多方式如行为干预、健康教育及集体讲座等简便、经济、易行,非常适合在社区推行,能够充分体现"受益人群最大、最符合成本经济效益"的特点。因此,社区自然成为高血压高危人群筛查和管理工作开展的"主战场",充分利用其可及性好的特点,尽早地筛查出高危人群,通过管理、提高他们对高血压及相关风险因素的认知,改变不良生活方式、行为,预防或延缓高血压的发生。以社区为主导的方式也符合我国疾病预防控制工作"重心下沉"的要求,被广泛推荐。

(四) 当前社区高血压高危人群筛查与管理工作开展"流于形式"

关于如何开展高血压高危人群的筛查和管理工作,国内外均有相关的工作指南、规范文件等出台。如《中国高血压基层管理指南 2014 年版》指出具备"①血压高值(收缩压 130～139 mmHg 和/或舒张压 85～89 mmHg);②超重或肥胖和/或腹型肥胖;③高血压家族史(一、二级亲属);④长期膳食高盐;⑤长期过量饮酒;⑥年龄≥55 岁"其中一项者可判断为高血压高危人群。《2013 欧洲高血压学会/欧洲心脏病学会动脉高血压管理指南》(*2013 ESH/ESC Guidelines for the Management of Arterial Hypertension: the Task Force for the Management of Arterial*

Hypertension of the European Society of Hypertension（ESH）*and of the European Society of Cardiology*（ESC））建议高血压高危人群应"每天食盐量限制在 5～6 g；每天饮酒男性不超过 20～30 g，女性不超过 10～20 g；多吃蔬菜、水果和低脂乳制品；每天至少 30 分钟参加适量的有氧运动，每周 5～7 天"等。

然而现实中，高血压高危人群的筛查和管理工作的开展仍存在诸多问题。在筛查方面，主要表现为：①高危人群的判断标准不具备可操作性，不知道"该怎么找"；②筛查的方式和途径不明确。在管理方面，虽然针对高危人群开展了健康教育、生活方式干预及举办讲座等工作，但仍属于"走走过场"，主要表现为：①高危人群数量太多，管不过来；②管理的流程不明确、内容不具体，不知道"该怎么管"；③对管理工作和效果缺乏考评、难以调动积极性；④被管理对象的配合程度较差、依从性低。总体上，表现为工作开展"流于形式"。

（五）有效落实高血压高危人群的筛查和管理工作需技术支撑

高危人群的筛查和管理工作落实不到位，固然与当前仍然重"治"轻"防"有关，但理念上偏重于对高血压患者的管理，而疏于对风险因素的控制、高危人群的管理是其根本原因。

本研究通过深入分析现有的各类规范、指南中有关高危人群筛查和管理的方式、措施，并结合关键知情人访谈，发现导致工作开展"流于形式"的更深层原因主要有两方面。

一是筛查工作方面。虽然指南中指出"具备其中之一或以上风险因素者"可视为高危人群，但在实际操作中存在不足：①针对列出的风险因素，有些人可能存在"临界状态"；②有些人同时具备多种因素，从单独因素进行判断时均未达到标准，但几个因素综合判断则已属于高危人群。以上状况使得社区高血压管理人员难以判断其是否属于"高危"，导致"不知道怎么找"高危人群。

二是管理工作方面。现有的高血压高危人群管理的单项技术和方法、防控策略众多，但各项技术和措施之间应该按照什么样的顺序实施、每项技术和措施应该按照哪些步骤和流程操作、操作的次数和频率、如何判断是否操作到位等均缺少清晰的界定和说明，对社区高血压管理人员的实践指导性较差，导致不知道如何管理高危人群。

由此可见,要有效开展高血压高危人群的筛查和管理工作:一是需改良并研制高危人群筛查工具,据此能够找到高危人群并依据风险程度进行分级(如轻度、中度及重度);二是需研制全流程的管理规范,据此能够针对高危人群明确不同的管理措施组合和管理频率等,从而实现"预防或延缓其发展为高血压"的目的。

二、研究进展

(一) 高血压高危人群的界定

关于如何判断高血压高危人群,国内外的实践指南、研究者的界定存在差异。

一类注重从血压值来判断高危人群,提出了"高血压前期(prehypertension)""正常高值血压"的概念,认为这是正常血压发展为高血压的"潜伏期"。例如,2003 年《美国预防、检测、评估与治疗高血压全国联合委员会第七次报告》(*The Seventh Report of the Joint National Committee on the Prevention*, *Detection*, *Evaluation*, *and Treatment of High Blood Pressure*, JNC‐7)将未使用降血压药物 2 次或 2 次以上不同时间测得的收缩压在 120～139 mmHg 和/或舒张压在 80～89 mmHg 界定为"高血压前期"。2007 年,欧洲高血压学会和欧洲心脏病学学会共同起草了新版高血压治疗指南,将收缩压在 130～139 mmHg 或舒张压在 85～89 mmHg 界定为"正常高值血压"。《中国高血压防治指南2010 版》中,将血压分为正常血压、正常高值和高血压 3 类,其中将"血压水平 120～139 mmhg/80～89 mmHg 界定为正常高值"。

另一类主要从具有各类风险因素的状况来判断高危人群。例如,曹先廷等(2010)认为具有以下 1 项及以上的风险因素,即可视为高危人群:①收缩压介于 120～139 mmHg 和/或舒张压介于 80～89 mmHg;②超重加中心型肥胖:体重指数(body mass index,BMI)≥24 kg/m² 和腰围男性≥90 cm,女性≥85 cm;③高血压家族史;④长期过量饮酒;⑤长期高盐饮食。叶棣荣等(2014)认为高血压高危人群的识别标准为具有以下 1 项或几项者:①不良的生活方式,包括高钠、低钾膳食,大量饮酒,吸烟,缺乏体力活动等;②超重和肥胖;③血压因素,收缩压介于 120～139 mmHg,或舒张压介于 80～89 mmHg;④社会心理因素;⑤高血压病遗传因素家族史；⑥年龄＞55 岁的男性及更年期后的女性。《中国高血压基层管理指南2014 年版》指出高血压高危人群包括：① 血压高值（收缩压 130～139 mmHg 和/或舒张压 85～89 mmHg）；② 超重（BMI：24～27.9 kg/m²）或肥胖（BMI≥28 kg/m²），和（或）腹型肥胖：腰围男≥90 cm（2.7 尺），女≥85 cm（2.5 尺）；③ 高血压家族史（一、二级亲属）；④ 长期高盐饮食；⑤ 长期过量饮酒（每日饮白酒≥100 ml）；⑥ 年龄≥55 岁。

本研究同样从具有相关风险因素的状况来判断高危人群。将高危人群界定为"具有某些风险性高的因素或特征、疾病发生风险较正常人高的人群组合"，将具有较多风险因素、风险程度与真正的高血压患者相当的人群界定为"高危中的高危人群"。这部分人群也是筛查和管理的重点人群。

（二）高血压高危人群筛查工具的研究相对较少

关于高血压高危人群筛查方面的研究相对较少，主要涉及筛查途径和筛查工具两方面的研究。例如，叶棣荣等（2014）分析明确了社区高血压高危人群筛查的主要途径，包括：① 建立健康档案；② 体格检查；③ 年龄在 35 岁以上居民首诊血压监测；④ 健康教育途径筛查；⑤ 设立免费血压测量场所；⑥ 家庭自测血压；⑦ 其他筛查途径，如流行病学调查等。

另有少数研究聚焦了高危人群筛查工具的研制。国内的研究仅见邓晓燕等（2015）以正常高值血压、超重或肥胖、高血压家族史、长期过量饮酒、长期膳食高盐、患有糖尿病、具有可引起高血压的疾病、年龄≥40 岁、吸烟、A 型性格或性格暴躁者、工作压力大、精神紧张、家庭关系差、不运动、高脂或高热量膳食者 14 类因素作为条目，建立了高血压高危评估量表，并检验了量表的灵敏度和特异度。但该研究并未聚焦高危人群的风险程度分级，且未介绍评估量表的具体研制过程和步骤。国外学者的研究主要聚焦于儿童和青少年的高危人群筛查。例如，Ejike C E（2011）、Ladapo T A 等（2016）选用血压身高比作为关键指标在尼日利亚青少年人群中进行高血压高危人群筛查，发现其筛查效果较好，可以作为初筛的有效工具。Banker A（2016）利用调查数据和数学建模的方式，绘制了 3～20 岁人群不同性别每 5 cm 身高的血压百分位数曲线图，并通过灵敏度和特异度的比较确定了临界值。据此区分出低血压、正常血压、高血压前期、高血压 1 期和高血压 2 期。由于上述研究的筛查工具和指标主要是针对儿童和青少年人群,在成人高血压高危人群的筛查中适用性相对较差,故无法直接借用。

与高血压流行趋势和疾病严重程度相似的另一类常见慢性病——糖尿病的筛查工具和问卷的研究相对较多。国外的研究如 Herman 等(1995)基于风险因素分类树法,采用美国第二次全国健康和营养调查3 384 例调查对象的基础数据,把年龄、性别、巨大儿史、肥胖和久坐、有糖尿病家族史等作为变量构建了筛查问卷,问卷的灵敏度 79%、特异度65%、阳性预测值 10%。Griffin 等(2000)调查了 1 077 例 40～64 岁未知糖尿病患病情况的人群,以年龄、性别、BMI、激素药和抗高血压药物使用、糖尿病家族史及吸烟史为变量,设计了剑桥糖尿病风险问卷,其灵敏度 77%、特异度 72%。Glumer 等(2004)利用 6 784 例 30～60 岁人群资料,分成两个部分分别用于问卷编制和效果评价,筛查问卷的灵敏度67%、特异度 74%。国内也有相关报道。沈洪兵等(1999)以年龄、文化、多饮多尿、肢端溃疡、高血压病史、冠心病病史、糖尿病家族史、BMI、腰臀比及血压为变量,形成了糖尿病风险因素记分法,其灵敏度为 74.3%、特异度为 63.2%。黎衍云等(2006)以年龄、心血管疾病、糖尿病家族史、收缩压、腰臀比及 BMI 等为变量,形成了风险因素记分法对糖尿病病人进行筛查,其灵敏度为 61.22%、特异度为 80.40%、阳性预测值 13.69%。江慧(2011)以年龄、糖尿病家族史、疑似糖尿病临床症状数目及向心性肥胖等为条目编制了农村居民 2 型糖尿病筛查问卷,灵敏度和特异度分别为58.3% 和 80.4%。以上研究的思路和方法为高血压高危人群筛查工具的研制提供了借鉴。

(三)高血压防控风险因素的研究较为成熟

国内外有关高血压防控相关风险因素的研究已相对成熟。众多的研究主要集中在以下几种风险因素:年龄、糖尿病、血脂异常、遗传因素、BMI、盐摄入过多、性别、饮酒、吸烟、文化程度、体力活动及睡眠等。

例如,Whelton 等(2005)的调查结果显示,体重是原发性高血压发生的重要相关因素,原发性高血压患者中 70% 有超重现象。Lessa(2006)发现正常血压人群中,久坐和体力活动不足者与活跃的同龄对照者相比,发生原发性高血压的风险增加 20%～50%。陈首英等(2007)通过对河北省冀州市不同经济水平的 469 名 35 岁以上新发高血压患者和 2 799 名正常人群进行调查显示，经济水平较好组高血压风险因素为家族史、BMI、高盐食品，经济水平较差组高血压风险因素为家族史、吸烟、饮酒、文化程度、性别、喜吃肥肉、BMI 及年龄。Subburam 等（2009）的研究发现 BMI、家族史、年龄与高血压密切相关。熊丽丽等（2011）指出影响原发性高血压发病的风险因素包括不可改变的风险因素和可改变的风险因素。不可改变的风险因素包括种族、家族史、年龄、性别及出生时体重等，可改变的风险因素包括饮食、饮酒、吸烟、血脂水平、糖尿病、体力劳动及睡眠等。应旭华等（2014）采用整群抽样方法对玉环县 11 个农村社区抽取的 125 479 名 35 岁以上农村社区居民进行问卷调查，调查结果显示，性别、年龄、职业、文化程度及饮酒为该地区高血压患病的主要风险因素。陈娟等（2016）通过多阶段分层随机整群抽取合肥市 15 岁及以上的城乡居民 1 778 名，多因素 Logistic 回归分析发现性别、年龄≥45 岁、高血压家族史、超重、肥胖及腹型肥胖是居民高血压患病的风险因素。上述研究结果为本研究穷尽高血压防控相关风险因素、构建筛查评分表的条目奠定了研究基础。

（四）高血压高危人群管理的研究集中在干预措施和效果评估

关于高血压高危人群管理的研究相对较多。主要涉及两类：一类是单项管理和干预的策略、方法和技术的研制；另一类主要是对高危人群干预效果的评估。

国内外学者针对高血压高危人群开展的干预研究较多，管理和干预的策略和方式主要包括健康教育、饮食指导、药物治疗、运动指导、生活方式干预、中医学管理及综合干预等。

Steinberg 等（2019）对高血压前期的女性开展了一项 3 个月的干预研究，主要运用 APP 记录研究对象的饮食情况，并根据其记录来制订个体化的饮食建议，通过短信反馈给用户。结果发现，增加信息反馈的干预措施并没有使饮食行为的依从性高于单纯饮食信息跟踪，但是使血压值下降更多。Pedralli M L 等（2020）将研究对象分配到有氧训练、阻力训练及有氧和阻力结合训练 3 组，结果发现，3 种运动方式均使高血压前期人群的血管内皮功能得到改善。

在国内研究中，聚焦健康教育的较多。例如，林伟玲（2020）、张国栋（2020）等针对健康教育指导对高血压高危人群的影响开展了研究，主要形式包括口头/微信群宣教、发放《健康手册》、趣味运动会、健康讲座及推广限盐控油工具等。许亚静等(2020)通过开展高血压并发症症状体验来评估高危人群自我管理的效果。干预组的研究对象通过穿戴沙袋模拟冠心病心绞痛发作时的感受,通过配戴特殊眼镜体验视网膜病变时发生的视线模糊或缺损的状态,利用辅具和轮椅体验脑血管并发症导致的偏瘫等症状,利用沙袋捆绑小腿体验因水肿导致的下肢乏力症状。以上研究更多的是聚焦单个或多个干预技术或方法,但从全流程的角度去探讨或构建高危人群的干预方法或管理策略的研究几乎未见。

国内外关于高血压高危人群干预效果评估的研究也较多,具体的评价维度和评估指标也是根据各个研究中实施的措施和干预内容来确定。常用的评估指标主要包括生理学指标、风险因素指标和知信行指标。在生理学指标方面,血压值是各类干预研究中最常用的评价指标。其他研究中采用的生理学指标还包括心率、脉搏、动脉血管硬度等血管功能、硝酸盐和亚硝酸盐水平、C反应蛋白等血管活性物质等。风险因素指标方面,较多的干预研究主要是针对高危人群血脂异常、肥胖、高血糖等方面进行干预。例如,超重和肥胖方面主要利用BMI、腰围等指标。在知信行的效果指标方面,吴小琼(2018)、李艳(2020)等研究者采用对高血压基本情况、如何控制风险因素和改善行为等知识的知晓情况来评价健康教育的干预效果。袁萍等(2020)利用研究对象在干预后对血压控制、生活方式改变等方面态度的转变作为干预的评价指标。还有很多研究针对开展的饮食指导、运动指导及膳食行为等干预措施进行效果评价;采用千步当量数、握力、日运动步数、计时走步及2分钟步长等指标来评价运动状况的改变;采用日摄盐量、日摄油量及蔬菜水果摄入情况等评价膳食行为的改变。上述研究结果可以为本研究的干预效果评估中评价维度和评价指标的选择提供借鉴。

综合国内外研究进展的分析显示:①关于高血压高危人群界定的研究相对较多,对高血压防控相关风险因素的研究也有比较共识的研究结果,但如何构建并形成可操作且具有风险程度分级功能的高危人群筛查工具的研究较为缺乏。而关于糖尿病高危人群筛查工具的研究相对成熟,可以为高血压高危人群筛查工具的研制提供可借鉴的思路和步骤。②关于高血压高危人群管理和干预的技术众多,在干预实践中均取得了一定效果,但将各项技术有机集成,探讨具有实践指导意义的全流程管理规范的研究几乎未见。

三、研究目的

以预防或延缓高血压高危人群发展为高血压患者为目的,在形成高血压防控风险因素清单、明确关键风险因素的基础上,改良并研制基于风险程度分级的筛查评分表;遵循循证决策的原则,集成已成熟的单项技术,研制全流程的管理规范;在此基础上,开展为期 1 年的社区干预并进行效果评价,最终总结形成具有一定推广价值的社区高血压高危人群的筛查工具、管理规范和操作指南,确保能够"找到"和"管好"高危人群,为降低高危人群发病风险、减少高血压发病提供技术支撑。

第二章

高血压预防控制的风险因素清单

国内外围绕高血压防控相关风险因素的研究已相当成熟，已经明确了当前存在诸多风险因素会导致高血压发生。然而，高血压"究竟有哪些风险因素""哪些风险因素应当优先关注"仍缺少明确的答案。本章首先通过研究文献、专业机构网站、指南规范、协会联盟网站及新闻舆情网站等多元途径系统收集高血压防控相关的风险因素，形成风险因素清单，并借鉴世界卫生组织（world health organization，WHO）的健康社会决定因素模型对风险因素进行归类。在此基础上，通过文献资料对各风险因素的提及率和专家咨询论证的方法，对风险因素进行重要性排序，明确其中的关键风险因素。这有助于卫生健康管理部门决策者、公共卫生专业人员、临床医生、普通人群系统把握高血压防控风险因素全貌及防控工作重点，意义重大。

一、高血压防控风险因素的系统收集

（一）系统收集的思路

本研究通过研究文献、专业机构网站、指南规范、协会联盟网站及新闻舆情网站 5 个途径，系统收集其中提及的高血压防控风险因素，在此基础上进行合并、汇总，形成高血压防控的风险因素清单。

研究文献是研究者对高血压防控领域存在的各个风险因素较为客观的思考，并且大多有数据和统计方法的支持，风险因素的提及较为系统化，准确程度较高；专业机构网站提出的主体是专业技术人员，较为熟悉高血压防控领域，提及的内容既有准确性，又有实践操作性，感性认识更深；指南规范代表的是管理部门的发声，指南、规范的制订过程往往较为严格，对于提及的风险因素也有较好的保证，有利于"穷尽"防控风险因素;协会联盟网站提出的主体较为广泛,具有学术性、群众性、人才密集性、民主性及服务性的特征;新闻舆情网站代表了公众关注的视角,具有便捷性、时效性的特点,可以从媒体报道等角度对风险因素清单进行补充。通过上述 5 个途径之间的相互补充,确保风险因素清单的准确性和全面性。

(二) 风险因素收集的结果

1. 研究文献　对系统抽样获得的 2029 篇文献(抽样过程详见第七章"二、资料来源和收集方法")进行评阅发现,共有 1 076 篇文献提及了高血压防控的风险因素。随着评阅数量的增多,提及的风险因素数量不断增加,当阅读至 119 篇文献时,未见新的风险因素被提及,提及的风险因素共计 104 个(详见附件 1)。

2. 专业机构网站　对在中国疾病预防控制中心、美国疾病预防控制中心等专业机构网站中检索得到的 2016 条条目进行逐一阅读后发现,共有 397 条条目提及了高血压防控风险因素,提及的风险因素共计 68 个(详见附件 1)。

3. 指南规范　对纳入的《中国高血压基层管理指南》《美国预防、检测、评估与治疗高血压全国联合委员会第七次报告》等 14 份高血压管理的指南与规范进行阅读后发现,提及的风险因素共计 61 个(详见附件 1)。

4. 协会联盟网站　对在美国心血管病协会、欧洲高血压联盟、中国高血压联盟等网站检索到的 1291 条条目进行阅读后发现,有效条目数共计 308 条,提及的高血压防控风险因素共计 80 个(详见附件 1)。

5. 新闻舆情网站　对在新浪、雅虎等官方网站检索得到的条目进行阅读后发现,提及高血压防控风险因素的条目数共计 330 条,提及的风险因素共计 84 个(详见附件 1)。

6. 各途径风险因素收集的合计情况　对上述 5 个途径提及的高血压防控风险因素进行汇总后发现,共计收集各类风险因素 109 个(详见附件 1)。

二、高血压防控风险因素的分类

(一) 形成分类框架

借鉴健康社会决定因素理论模型,本研究将收集到的高血压防控风险因素归纳为7类:社会地位、物质环境、社会支持网络、社会心理因素、行为因素、生物学因素及卫生服务提供。

1. 社会地位 社会地位是社会成员在社会系统中所处的位置,指的是社会上绝大多数人对某个人或某个群体的综合性价值评价,是个人或群体所受到的社会尊敬程度。一般由社会规范、法律和习俗限定,可以分为先赋性地位和自致性地位两种。前者与性别、家庭关系等有关,后者则取决于教育程度、职业等因素。依据该定义,除了框架中已经提及的文化程度、职业类型(是否在职)、个人经济收入、性别、种族和民族,本研究认为是否为流动人口、户口类型(城市/农村)以及享受的医疗保险类型等因素也可归于此类。

2. 物质环境 由于各个地区所处的地理环境不同,使得各个地区的物质环境存在差别。例如,城市设施环境、生态环境以及住房环境等。基于此,将高血压防控风险因素中涉及所在地区(城市)以及日常生活环境(附近噪声、绿化情况等)的描述归于此类。

3. 社会支持网络 在社会学相关研究中,社会支持具有3种含义:①个人拥有的与重要他人(如家人、朋友及同僚)之间的直接或间接联系中,在出现危机时可以发挥援助功能的社会关系,即社会互动关系;②个人对自己与他人联系的认知,即个人主观感受到的来自他人的关怀、鼓励及表扬等。这种观点强调当事人对他人提供的援助的满足感;③他人表现出的具有支持或援助意味的具体行为,即外在于被支持者的社会性活动。据此,本研究中将风险因素中的家庭人数、家庭月收入、婚姻状况、社会保障情况(扶贫政策、住房保障等)及高血压管理相关政策等归于该类。

4. 社会心理因素 社会心理因素是社会环境中普遍存在并能导致人的心理应激从而影响健康的各种社会因素。社会心理因素对健康的影响具有两重性,既有正性作用,也有负性作用。目前认为,社会心理因素主要是通过刺激中枢神经、内分泌和免疫系统对机体产生作用,进而对机体产生影响。本研究认为在高血压防控的风险因素中,心理状况(紧张、抑郁、焦虑等)、自我效能感、对高血压防控的重要性认知、生活满意度及性格可归于此类。

5. 行为因素 社会医学通常把行为归纳为两个方面:一方面,是"健康促进行为",指为保护和促进健康所主动采取的行为和生活方式;另一方面,是"健康危害行为",指对健康有直接或间接不良影响,有可能危害健康的一些不良行为。不同的行为选择会对是否患高血压以及高血压患者是否能控制好血压产生影响。因此,本研究将吸烟、饮酒、饮水量、喝茶或咖啡、饮食状况(蔬菜摄入量、水果摄入量、红肉摄入量、谷薯类摄入量、豆制品摄入量、蛋类摄入量、糖类摄入量、食盐摄入量、荤素比例情况、各营养素供能情况等)、睡眠状况(睡眠质量、睡眠时间)、体力活动状况(出行方式、静坐时间、规律运动时间)、药物使用状况(避孕药、消炎药、高血压治疗药物规律服用情况)、日常血压监测状况、口腔卫生保持状况、性生活状况及接受健康教育的状况等归于此类。

6. **生物学因素** 人类与生物学因素的关系密切。人类的新陈代谢过程,就是与自然界进行物质交换的过程。生物学因素主要包括人类的生物学因素(遗传性因素、基因、生理指标等)以及微生物因素(自然环境中存在的各类病原微生物)。基于此定义,本研究认为可以将年龄、生育年龄、遗传因素(高血压家族史、高脂血症家族史、心脑血管病家族史、早产史)、个体生理指标(出生体重、BMI、体脂率、内脏脂肪率、腰围、腰臀比、肌酐、肺活量等)、某些疾病状态(糖尿病、高脂血症、哮喘、脑卒中、代谢综合征、痛风及肾脏疾病等)、生活环境中的各类微生物及寄生虫感染(大肠埃希菌、疱疹病毒、巨细胞病毒感染,锥虫病等)等高血压防控的风险因素归于此类。

7. **卫生服务提供** 如健康社会决定因素的框架所示,卫生保健系统、健康与福利分配等也应作为健康社会决定因素的一部分,也会对高血压防控起一定的作用。在所提及的风险因素中,社区对高血压的管理状况(管理方式、管理持续时间及管理发生时间段等)、医院医疗服务质量等都会对高血压防控产生一定的影响,故将这些内容归于卫生服务提供情况这一类。

(二)风险因素的分类结果

1. **分类因素的具体情况** 依据健康社会决定因素模型,本研究将上述各个途径提及的 109 个高血压防控风险因素分为 7 类,各类包含的风险因素见表 2-1。

2. **各类风险因素的提及情况** 从表 2-1 可见,7 类高血压防控风险因素按提及率由高到低排列分别为行为因素(46.48%)、生物学因素

（33.84%）、社会地位（12.31%）、社会心理因素（3.33%）、社会支持网络（1.73%）、物质环境（1.35%）以及卫生服务提供（0.96%）。

表 2-1　各途径对高血压防控危险因素分类的提及情况

类别	社会地位	物质环境	社会支持网络	社会心理因素	行为因素	生物学因素	卫生服务提供
研究文献途径							
频次	1 506	109	235	243	3 003	3 640	48
频率(%)	17.14	1.24	2.68	2.77	34.19	41.44	0.55
专业机构网站途径							
频次	113	31	7	30	652	248	45
频率(%)	10.04	2.75	0.62	2.66	57.90	22.02	4.00
协会联盟网站途径							
频次	132	15	9	109	1 490	656	22
频率(%)	5.43	0.62	0.37	4.48	61.24	26.96	0.90
新闻舆情途径							
频次	49	40	4	100	1 522	359	21
频率(%)	2.34	1.91	0.19	4.77	72.65	17.14	1.00
指南规范途径							
频次	12	3	0	8	172	77	5
频率(%)	4.33	1.08	0.00	2.89	62.09	27.80	1.81
合计							
频次	1 812	198	255	490	6 839	4 980	141
频率(%)	12.31	1.35	1.73	3.33	46.48	33.84	0.96

注:由于四舍五入的原因,"研究文献途径"和"专业机构网站途径"的构成比加和不为100%。

从不同途径来看,研究文献中提及率最高的风险因素是生物学因素,提及率为41.44%,其次为行为因素,提及率为34.19%,提及率最低的类别为卫生服务提供,提及率仅为0.55%;专业机构网站中,提及率最高的是行为因素,共提及652次,提及率为57.90%,生物学因素以及社会地位的提及率也较高,分别为22.02%和10.04%;协会联盟网站中,提及率最高的是行为因素,达到61.24%,对社会支持网络风险因素的提及率最低,仅为0.37%;新闻舆情中,有1522条条目提及了行为因素,占比72.65%,社会支持网络以及卫生服务提供的提及率较低,仅为0.19%和1.00%;在指南规范中,没有提及社会支持网络的风险因素,对行为因素的提及条目数较多,提及率为 62.09%。

三、高血压防控风险因素的论证结果

(一) 论证专家的情况

1. 基本情况　参与高血压防控风险因素咨询论证的专家共计 34 人,82.4%的专家年龄在 20～40 岁,来自社区卫生服务中心以及二三级医院的均为 13 人(38.2%)。34 位论证专家中有 17 人(50.0%)从事高血压防控与管理工作,有 15 人(44.1%)从事高血压临床治疗工作。文化程度方面,本科人数较多,共计 19 人,占 55.9%;在职称方面,副高及以上职称 9 人(26.5%),中级职称 19 人(55.9%),初级职称 6 人;在所学专业中,19 人为临床医学,10 人为预防医学;在工作年限方面,38.2%的专家为 5～10 年,32.4%的为 10～15 年,超过 15 年的占 14.7%。具体情况见表 2-2。

表 2-2　论证专家的基本情况

变量	人数/n	构成比/%
性别		
男	12	35.3
女	22	64.7
年龄		
20～40 岁	28	82.4
≥40 岁	6	17.6
单位性质		
区级疾病预防控制	7	20.6
中心		
社区卫生服务中心	13	38.2
二三级医院	13	38.2
大专院校/科研机构	1	2.9
从事的工作类型		
高血压防控与管理	17	50.0
高血压临床治疗	15	44.1
高血压防控研究	2	5.9
文化程度		
博士	2	5.9
硕士	13	38.2
本科	19	55.9
职称		
副高及以上	9	26.5
中级	19	55.9
初级	6	17.6

（续表）

变量	人数/n	构成比/%
专业		
预防医学	10	29.4
卫生事业管理学	1	2.9
临床医学	19	55.9
其他医学类专业	4	11.8
工作年限		
<5 年	5	14.7
5～10 年	13	38.2
10～15 年	11	32.4
≥15 年	5	14.7

注:由于四舍五入的原因,"单位性质"的构成比加和不为100%。

2. **专家积极性** 本轮咨询共发放问卷 34 份,回收问卷 34 份,回收率为 100%。对高血压防控风险因素清单提出补充意见的专家人数为 6 人,占比为 17.6%。

3. **专家权威程度**

（1）判断依据系数:根据判断依据系数计算公式（详见第七章"四、数据处理与分析方法"）,并结合表 2-3 对专家判断依据的统计,本轮论证专家的判断依据系数为 0.809。

表 2-3 专家判断依据

影响程度	实践经验		理论分析		参考国内外资料		直觉	
	频数	构成比/%	频数	构成比/%	频数	构成比/%	频数	构成比/%
很大	19	55.9	9	26.5	4	11.8	0	0
大	15	44.1	19	55.9	17	50.0	4	11.8
中	0	0	6	17.6	11	32.4	13	38.2
小	0	0	0	0	2	5.9	16	47.1
很小	0	0	0	0	0	0	1	2.9

注:由于四舍五入的原因,"参考国内外资料"的构成比加和不为100%。

（2）熟悉程度系数：依据表 2-4 对专家熟悉程度的统计，利用熟悉程度系数计算公式（详见第七章"四、数据处理与分析方法"），计算得出论证专家熟悉程度系数为 0.918。

表 2-4　论证专家对高血压防控工作的熟悉程度

熟悉程度	人数/n	构成比/%
熟悉	21	61.8
较熟悉	12	35.3
一般	1	2.9
不太熟悉	0	0
不熟悉	0	0

（3）专家权威系数：根据专家权威系数计算公式，计算出本次论证专家意见权威系数为 0.863，可以认为本次咨询专家的权威系数较高。

（二）风险因素分类的认可情况

对风险因素分类的认可情况如表 2-5 所示。社会地位类中，24 位专家（70.6%）表示总体认可，10 位（29.4%）表示基本认可；物质环境类中 25 位专家（73.5%）表示总体认可，8 位（23.5%）表示基本认可；社会支持网络类中，22 位专家（64.7%）表示总体认可，11 位（32.4%）表示基本认可；社会心理因素类、行为因素类、生物学因素类的认可情况相同，均是 31 位专家（91.2%）表示总体认可，3 位（8.8%）表示基本认可；卫生服务提供类中，27 位专家（79.4%）表示总体认可，7 位（20.6%）表示基本认可。由此可见，论证专家对高血压防控风险因素的分类认可度较高。

表 2-5　论证专家对高血压防控风险因素分类的认可情况

类别	对风险因素分类的认可情况（人数/%）		
	总体认可	基本认可	不认可
社会地位	24(70.6)	10(29.4)	0(0)
物质环境	25(73.5)	8(23.5)	1(3.0)
社会支持网络	22(64.7)	11(32.4)	1(2.9)
社会心理因素	31(91.2)	3(8.8)	0(0)
行为因素	31(91.2)	3(8.8)	0(0)
生物学因素	31(91.2)	3(8.8)	0(0)
卫生服务提供	27(79.4)	7(20.6)	0(0)

（三）对风险因素清单的认可情况

1. 对清单是否齐全的认可情况　论证专家认为形成的高血压防控风险因素清单总体齐全,具体情况如表 2-6 所示:社会地位类中,认为总体齐全的专家人数占 79.4%,认为基本齐全的占 20.6%;物质环境类中,76.5% 的专家认为总体齐全,23.5% 的专家认为基本齐全;社会支持网络类中,分别有 67.6%、32.4% 的专家认为总体齐全、基本齐全;社会心理因素类,76.5% 的专家认为总体齐全,但有 1 位认为不齐全;行为因素类的认可度较高,31 位专家(91.2%)认为总体齐全,3 位认为基本齐全;有 85.3% 的专家认为生物学因素类总体齐全;卫生服务提供类中,认为总体齐全的专家人数占 58.8%,认为基本齐全的占 41.2%。

表 2-6　论证专家对风险因素清单是否齐全的认可情况

类别	对风险因素是否齐全的认可情况(人数/%)		
	总体齐全	基本齐全	不齐全
社会地位	27(79.4)	7(20.6)	0(0)
物质环境	26(76.5)	8(23.5)	0(0)
社会支持网络	23(67.6)	11(32.4)	0(0)
社会心理因素	26(76.5)	7(20.6)	1(2.9)
行为因素	31(91.2)	3(8.8)	0(0)
生物学因素	29(85.3)	5(14.7)	0(0)
卫生服务提供	20(58.8)	14(41.2)	0(0)

2. 需要增加的防控风险因素　针对 7 个分类,部分论证专家提出了需要补充增加的防控风险因素(表 2-7)。本研究本着风险因素"尽可能不重复"的原则,对论证专家的意见进行分析,最终确认了需要补充增加的防控风险因素如表 2-8 所示。

表 2-7　论证专家认为需要增加的高血压防控风险因素情况

类别	论证专家认为需要增加的风险因素
社会地位	城乡差异、地域差异及原生家庭的影响、职位高低
物质环境	城市级别、交通拥挤状况、上下班时间、工作环境
社会支持网络	医疗保险政策、人际交往、社会适应度
社会心理因素	信仰

（续表）

类别	论证专家认为需要增加的风险因素
行为因素	血糖、血脂的监测
生物学因素	妊娠状态、性别、性激素水平
卫生服务提供	健康宣教、社区管理的频次、家庭医生签约情况、第三方提供的医疗护理服务、社区健康管理满意度、社区是否配备所需药品

表2-8　本研究分析后认为需要增加或优化的高血压防控风险因素

类别	需要增加的风险因素	需要优化的风险因素
社会地位	职位高低	
社会心理因素	信仰	
行为因素	—	血压、血糖及血脂的监测（原本为"血压监测"）
生物学因素	妊娠状态、性激素水平	
卫生服务提供	家庭医生签约情况、第三方提供的医疗护理服务、社区健康管理满意度、社区是否配备所需药品	

　　在社会地位类因素中，专家认为需要补充的因素包括城乡差异、地域差异及原生家庭的影响、职位高低。本研究分析后认为："城乡差异"与该分类中的"户口类型"可表达同样的意义，"地域差异"在物质环境类因素中已有体现，"原生家庭的影响"概念过于广泛，可以包括经济、文化、医疗资源等方面，而这些内容在清单中均有提及，故未将上述3个因素纳入清单；"职位高低"的差异可能带来工作压力的差异会对高血压的发生发展产生影响，故增加该风险因素。

　　在物质环境类中，专家认为需要增加的因素包括城市级别、交通拥挤状况、上下班时间及工作环境。本研究分析后认为："城市级别"与该分类中的"所在地区"可表达同样含义，"交通拥挤状况""上下班时间"可以体现在"所在地区"因素中，"工作环境"在该类别中的"日常生活环境（工作、居住）"已有体现，故未将上述4个因素纳入清单。

　　在社会支持网络类中，专家认为需要增加的因素包括医疗保险政策、人际交往情况以及社会适应度。本研究分析后认为："医疗保险政策"与该分类中的"高血压防控相关政策"有重合,"人际交往情况""社会适应度"这两个因素的概念范围较宽泛,且对高血压发生的影响可以通过心理因素予以体现,故未将上述3个因素纳入清单。

在社会心理因素类中,专家认为需要补充信仰因素。本研究结合文献评阅后分析认为:不同的信仰确实会对高血压的发生、治疗和控制产生影响,故增加该风险因素。

在行为因素类中,专家认为需要增加的因素为血糖、血脂的监测。本研究分析后认为:"血糖、血脂的监测"本质上与该类别中的"高血压监测"相同,因此将三者结合,形成新的因素"血压、血脂、血糖的监测"。

在生物学因素类中,专家认为需要增加的因素为妊娠状态、性别、性激素水平。本研究结合文献评阅后分析认为:"性别"已在社会地位类中提及,故在该类别中不再重复;妊娠状态会对血压产生影响,性激素水平的高低也与高血压的发生相关,故将"妊娠状态""性激素水平"加入风险因素清单。

在卫生服务提供类中,专家认为需要增加的因素为健康宣教、社区管理频次、家庭医生签约情况、第三方提供的医疗护理服务、社区健康管理满意度、社区是否配备所需药品。本研究结合文献评阅后分析认为:"健康宣教"与行为因素类中的"接受健康教育"含义相同,"社区管理的频次"已在该类别中的"高血压管理方式"中体现,故未将上述2个因素纳入清单;"家庭医生签约情况"作为社区高血压管理的一种手段,对高血压的管理的确存在影响,应予增加;"第三方提供的医疗护理服务"作为社区高血压管理的一种补充,对血压控制有正向作用,"社区是否配备所需药品""社区健康管理满意度"会影响高血压患者规律服药的行为以及对社区管理工作的依从情况,故将上述4个风险因素纳入清单。

四、高血压防控风险因素的具体界定

通过研究文献途径、专业机构网站途径、指南规范途径、协会联盟网站途径、新闻舆情网站途径系统收集的109个高血压防控风险因素及结合专家咨询论证后需要增加或调整的风险因素,本研究最终形成了高血压防控风险因素清单,共计有风险因素117个。117个风险因素的具体界定如表2-9所示。

表 2－9　高血压防控风险因素的具体界定

类别	亚类	编号	具体界定
社会地位	是否在职	1	是否具有与单位签订的劳动合同或符合事实劳动关系的在岗职工
	职业类别	2	所从事的工作所属的类别。例如,管理者、专业人员、服务业销售人员、农业、林业和渔业技工、工厂、机械操作与装配工等
	职位高低	3	例如,公司中的总经理、部门主管、职员等
	文化程度	4	以所取得的学历进行衡量。例如,小学及以下、初中、高中、本科及以上等
	个人经济收入	5	个人从各个途径获得的收入的总和
	性别	6	生理上的男、女
	种族	7	体质形态上具有共同遗传特征的人群,如汉族、回族、维吾尔族等
	是否为流动人口	8	流动人口是指改变了经常性居住地而未改变户口登记地的人
	医疗保险类型	9	医保类型主要包括公费医疗、城镇职工医疗保险、城镇居民基本医疗保险、新型农村合作医疗等
	户口类型	10	包含农村户口、城镇户口
物质环境	所在地区	11	指生活所在地的气候、地理位置、相对湿度等因素
	日常生活环境(工作、居住)	12	日常工作、生活的环境,包括噪声等级、空气质量等
社会支持网络	家庭人数	13	以家庭成员关系为主、居住一处共同生活的人数
	家庭月收入	14	家庭成员的全部货币收入和实物收入
	婚姻状况	15	即自身所处的婚姻状态,包括未婚、已婚、离异、丧偶等
	社会保护情况	16	社会保护是指所有的公共和私人行动,包括为穷人提供现金或消费转移支付、保护脆弱群体抵御生计风险、提高边缘人群的社会地位和权利等。这种保护体现在经济、政治、文化和社会生活方面
	高血压防控相关政策	17	国家颁布的与高血压防控相关的政策。例如,医保报销政策、免费建档、免费健康教育、免费体检等内容
社会心理因素	心理状况(紧张、抑郁、焦虑)	18	心理活动在一定时期内的完整特征。例如,紧张、焦虑、抑郁等
	自我效能感	19	自我效能感是指人们对自身能否利用所拥有的技能去完成某项工作行为的自信程度
	对高血压防控的重要性认知	20	对高血压防控重要性的认知直接影响对干预的依从性
	生活满意度	21	主观对生活质量的满意程度受到性别、年龄、家庭月收入等因素的影响

（续表）

类别	亚类	编号	具体界定
	性格	22	依据行为方式和情感表现，可以分为 A 型、B 型、C 型性格。目前认为 A 型性格与高血压发生相关
	信仰	23	对某种思想或宗教或某人某物的信奉和敬仰。例如，宗教信仰。目前认为宗教信仰的不同会带来生活习惯的不同，进而影响高血压的发生和发展
行为因素	吸烟	24	日常生活中烟草的使用情况
	饮酒	25	日常生活中酒精的摄入情况
	饮水量	26	每天的饮水摄入量
	喝茶、咖啡	27	日常生活中茶、咖啡的饮用情况
	饮食情况		
	蔬菜摄入量	28	日常饮食中蔬菜的食用情况。例如，每周/每天食用的次数或数量等
	水果摄入量	29	日常饮食中水果的食用情况。例如，每周/每天食用的次数或数量等
	红肉摄入量	30	日常饮食中红肉的食用情况。例如，每周/每天食用的次数或数量等
	谷薯类摄入量	31	日常饮食中谷薯类食物的食用情况。例如，每周/每天食用的次数或数量等
	乳制、豆制品摄入量	32	日常饮食中乳制、豆制品的食用情况。例如，每周/每天食用的次数或数量等
	蛋类摄入量	33	日常饮食中蛋类的食用情况。例如，每周/每天食用的次数或数量等
	海产品摄入量	34	日常饮食中海产品的食用情况。例如，每周/每天食用的次数或数量等
	鱼油摄入量	35	日常饮食中鱼油的食用情况。例如，每周/每天食用的次数或数量等
	食物烹调方式	36	日常烹调食物的方式。例如，炒、炸、蒸、炖等
	饮食中荤素比例	37	日常饮食中对于荤食摄入、素食摄入的比例情况
	营养素供能比例	38	日常饮食中糖类、脂类、蛋白质提供能量的比例
	过度饱食	39	饮食习惯上进食过饱。长期过饱饮食可以引起肥胖、消化不良等问题
	过快饮食	40	饮食习惯上进食速度过快。吃饭速度过快也与肥胖有较强的关联
	是否在家饮食	41	对于在家自己准备食物还是餐厅就餐的选择
	微量元素缺乏	42	人体微量元素是指含量少于体重 0.01% 的元素，如铁、铜、锌、硒等，是生物体维持健康所必需的，不可缺少

（续表）

类别	亚类	编号	具体界定
	维生素缺乏	43	维生素又名维他命，是维持人体生命活动必需的一类有机物质，也是保持人体健康的重要活性物质。维生素 B、维生素 C、维生素 D、维生素 E 等缺乏均与高血压的发生相关
	三餐不全	44	饮食习惯上不能保证早餐、午餐、晚餐完整
	高嘌呤饮食	45	高嘌呤食物是指每 100 g 中含嘌呤 150～1 000 mg 的食物，长期食用高嘌呤食物可以诱导高血压的产生
	高脂饮食	46	日常食用的食物脂肪含量较高。例如，油炸食品、肥肉、动物内脏、奶油制品及巧克力等
	糖摄入量	47	日常饮食对于糖的摄入情况。WHO 建议将成人与儿童游离糖摄入量降至摄入总能量的 10％以下，研究显示糖分与高血压发生相关
	食盐摄入量	48	日常饮食中食盐的摄入情况
睡眠情况			
	睡眠时间	49	日常睡眠时间的长度
	睡眠质量	50	日常睡眠的质量情况，可以使用匹兹堡睡眠质量指数进行评价
体力活动情况			
	出行方式	51	从出发地点到目的地的出行方式。例如，步行、自行车、开车、公共交通等。出行方式的选择会对体力活动量产生影响
	静坐时间	52	每天静坐休闲的时间长度。静坐时间过长与多种慢性病的发生相关
	规律运动时间	53	每天进行规律体力活动的时间长度
药物使用情况			
	口服避孕药	54	避孕药成分中的雌激素可以升高血管紧张素原的水平，会增加高血压的发病风险
	口服消炎药	55	消炎药能收缩血管及抑制神经灵敏度，血管收缩会使血管外周压力上升，血压随之上升
	规律服用高血压治疗药物	56	高血压患者规律服用降压药物。长期的药物治疗对于高血压患者的血压控制意义重大
	性生活	57	高血压患者进行性生活时可能会诱发脑出血等并发症，影响血压的控制
	血压、血糖、血脂监测	58	血压、血糖、血脂监测的频率。提高监测频率是提高高血压控制率的有效手段
	口腔卫生	59	牙龈病、牙周炎等口腔卫生相关疾病都与高血压的发生相关
	日照量	60	接受太阳光照射的时间。研究表明日照量可以通过影响维生素 D 生成进而影响血压
	按时排便	61	养成每天按时排便的习惯，防止老年高血压患者便秘后努挣造成脑血管意外

（续表）

类别	亚类	编号	具体界定
生物学因素	吸毒	62	吸食毒品会对外周血管造成损伤,且吸毒者无规律的生活方式、较大的精神压力、高度紧张的情绪等都与高血压发生有关
	查看食品标签	63	在进行食物购买前查看食品标签,了解食物所含成分的行为
	接受健康教育	64	自觉接受健康饮食、健康运动、戒烟戒酒等健康教育的行为
	年龄、遗传因素		
	年龄	65	生物学年龄。年龄的升高会引起高血压患病率的升高
	生育年龄	66	女性生育的年龄。生育年龄与妇女发生妊娠期高血压有关
	女性绝经期	67	指女性的月经绝止不行
	高血压家族史	68	指家族中两代人至少有 3 人患有原发性高血压,高血压的发生有明显的家族聚集性
	高脂血症家族史	69	家族性混合型高脂血症是指同一家系中先证者及一级亲属至少一人总胆固醇或甘油三酯升高,受累者存在多种脂蛋白表型
	心脑血管病家族史	70	泛指具有高脂血症、血液黏稠、动脉粥样硬化等心脏、大脑及全身组织发生缺血性或出血性疾病的统称
	早产史	71	早产通常是指妊娠满 28 周至不足 37 周分娩;早产史是指有过早产经历的妇女,研究表明该类妇女远期高血压的患病风险会有所增加
	个体生理指标		
	出生体重	72	出生体重指在出生后第 1 小时内第 1 次称得的体重,是反映胎儿在子宫内发育状况的关键指标,也是与婴儿疾病发病率和死亡率密切相关的重要指标。流行病学的调查结果显示低出生体重儿成年后罹患高血压的风险提高
	BMI	73	BMI＝体重（kg）/身高的平方（m²）。其分级标准为:BMI < 18.5 kg/m² 为偏瘦;18.5 ≤ BMI < 24 kg/m² 为正常;24 ≤ BMI < 28 kg/m² 为超重;BMI ≥ 28 kg/m² 为肥胖
	体脂率	74	脂肪重量占人体总重量的比率,也可被称为体脂百分数,能够准确地反映出受测者体内脂肪含量
	内脏脂肪率	75	内脏脂肪率是内脏型肥胖的指标。目前的测量方法是以测量脂肪的腹肌和脾静脉之间脂肪厚度、腹肌和腹主动脉后壁之间脂肪厚度、右侧肾脏后壁脂肪厚度 3 个参数建立方程,计算出内脏脂肪量

（续表）

类别	亚类	编号	具体界定
	腰围	76	腰围用来衡量腹部脂肪的蓄积程度,是评价向心性肥胖最简单且相对准确的指标。男性腰围≥85 cm或女性腰围≥80 cm可以认为是向心性肥胖
	腰臀比	77	腰臀比是反映向心性肥胖的指标,计算方法是腰围/臀围
	臂围	78	上肢自然下垂时,上臂肱二头肌最粗处的水平围长
	腿围	79	人体腿部围度的大小,分大腿围和小腿围(腿肚围)
	心输出量	80	心输出量是指左心室或右心室每分钟泵出的血液量,是表明心脏功能的基本参数
	心率	81	指静息心率,即在清醒、不活动的静息状态下,每分钟心跳的次数。健康人的每分钟静息心率为60～70次,静息心率增快被视为高血压患者预后变差的独立风险因素
	肺活量	82	肺活量是指一次尽力吸气后,再尽力呼出的气体总量,代表肺一次最大的功能活动量,反映人体肺通气、换气情况
	白细胞数	83	无色、球形、有核的血细胞。正常成人白细胞数为$(4.0～10.0)×10^9/L$,是反映炎症的一项重要指标;白细胞升高与血压水平升高有关
	肌酐	84	一般认为肌酐升高的标准为男性≥106 $\mu mol/L$,女性≥97 $\mu mol/L$。肌酐的升高提示肾脏损害
	叶酸	85	叶酸是由蝶啶、对氨基水杨酸及谷氨酸残基组成的一种水溶性B族维生素。叶酸的缺乏与妊娠高血压疾病有关
	C反应蛋白	86	C反应蛋白是最有价值的急性时相反应蛋白,它的升高可以提示炎症事件的发生,炎症与动脉粥样硬化有关
	尿白蛋白	87	尿白蛋白可以作为高血压所致肾脏亚临床器官损害的标记
	性激素水平	88	指由性腺、胎盘及肾上腺皮质网状带等组织合成的类固醇激素。性激素紊乱会对整个心血管系统产生影响,进而对血压产生影响
	活性羰基	89	活性羰基物质是不饱和脂肪酸氧化产生的次级产物,如丙二醛、丙烯醛等。人体内高水平的活性羰基物质与高血压等密切相关

(续表)

类别	亚类	编号	具体界定
疾病或特殊生理学状态			
	糖尿病(高血糖)	90	糖尿病是一组由于胰岛素分泌和/或作用缺陷所引起的,以慢性血葡萄糖水平增高为特征的代谢性疾病,与高血压发生密切相关
	高脂血症	91	血脂异常是由于体内脂代谢发生异常,血浆脂蛋白产生过多或不足而引起的紊乱状态。主要表现为总胆固醇或甘油三酯水平高于参考区间上限
	哮喘	92	支气管哮喘是由多种细胞及细胞组分参与的慢性气道炎症。哮喘的急性发作期可以引起血压升高
	脑卒中	93	脑卒中是指脑血管破裂出血或血栓形成引起的以脑部出血性或缺血性损伤症状为主要临床表现的一组疾病,又称脑血管意外或中风,其发生与高血压密切相关
	艾滋病、梅毒	94	艾滋病是由人类免疫缺陷病毒感染引起的一种传染病,其特征是病毒特异性地侵犯人体免疫系统,机体免疫功能明显下降后使心血管系统功能受损概率增加;梅毒是由梅毒螺旋体引起的慢性、系统性传播疾病,血管型梅毒可以导致血管狭窄而引起血压升高
	醛固酮增多症	95	原发性醛固酮增多症指肾上腺皮质分泌过量的醛固酮,导致体内潴钠、排钾,血容量增多,肾素-血管紧张素系统活性受抑。患者的临床表现主要为高血压伴低血钾
	代谢综合征	96	代谢综合征是糖尿病、心血管疾病等慢性病的多种风险因子在个体内聚集的状态,包括腹型肥胖、空腹血糖异常、脂代谢紊乱、高血压、致炎性因子和致凝血因子水平升高等
	痛风(尿酸升高)	97	痛风是一种单钠尿酸盐沉积所致的晶体相关性关节病,为嘌呤代谢障碍性疾病。痛风的发生与血压之间密切相关
	残疾	98	主要是指残疾分类中的肢体残疾,不能独立实现日常生活活动,静坐时间较长,体力活动情况较差
	肾脏疾病	99	主要是指慢性肾脏病,即各种原因引起的慢性肾脏结构和功能障碍(肾脏损伤病史>3个月),包括肾小球滤过率正常和不正常的病理损伤、血液或尿液成分异常及影像学检查异常。高血压是其常见的并发症之一
	高黏稠血症	100	高黏稠血症是指由于血管内红细胞聚集性增加和变形性减退导致全血黏度和血浆黏度增高
	甲状腺功能亢进症	101	由于甲状腺腺体本身功能亢进,合成和分泌甲状腺激素增加所导致的甲状腺毒症称为甲状腺功能亢进症

（续表）

类别	亚类	编号	具体界定
	高半胱氨酸血症	102	高半胱氨酸血症是指外周血中经过还原作用后可生成高半胱氨酸的物质的总体含量升高
	高胰岛素血症（胰岛素抵抗）	103	一定量的胰岛素产生的生物学效应低于预计正常水平,此时机体为了尽可能地将血糖维持在正常水平代偿性地过多分泌胰岛素,促进肾脏对钠离子的重吸收
	妊娠状态	104	妊娠高血压是产科常见的疾病之一,多见于年轻的初产妇。目前妊娠高血压的病因未明,可能与免疫机制的参与有关
	生活环境中存在的各类微生物及寄生虫感染		
	大肠埃希菌感染	105	大多数大肠菌群属正常肠道菌群,是非致病性的,但也存在几类能引起人类腹泻。大肠埃希菌感染会增加患肾病、心脏病以及高血压的风险
	疱疹病毒感染	106	疱疹病毒是一类有包膜、基因组为双链 DNA 病毒,单纯疱疹病毒 2 型已被认为是心血管的潜在病原体
	巨细胞病毒感染	107	人巨细胞病毒是一种重要的条件致病病原体,属疱疹病毒科乙组疱疹亚科,为双链 DNA 病毒,可引起动脉粥样硬化
	锥虫病	108	非洲锥虫病,也可称为非洲睡眠病,是由布氏锥虫引起,由舌蝇传播的一种人兽共患寄生虫病
卫生服务提供	是否纳入社区管理	109	高血压患者是否已经纳入社区高血压管理,接受社区对其进行干预
	医院医疗服务质量	110	传统的医疗服务质量是指医疗服务的及时性、安全性和有效性,主要指诊断是否正确及时、诊疗时间的长短及有无差错、医疗工作效率的高低等
	高血压管理的方式	111	高血压患者进行血压管理的方式。目前社区的管理模式主要有分级管理模式、自我管理模式、契约式管理模式及家庭管理模式等
	高血压管理的时间段（上午/中午/下午）	112	社区进行高血压管理的时间段。相关研究表明选择清晨对高血压患者进行管理,对减少患者心血管意外有重要意义
	纳入社区管理的时间	113	高血压患者被纳入社区管理的时间长短
	家庭医生签约情况	114	家庭医生签约模式是社区高血压护理管理的干预方法,由家庭医生对患者进行个性化的高血压预防保健、自我管理等干预,达到控制血压的目的
	第三方提供的医疗护理服务	115	第三方提供的医疗护理包括心理干预护理、饮食干预护理、行为干预、药物干预等,均会对高血压患者的血压控制起到促进作用

(续表)

类别	亚类	编号	具体界定
	社区健康管理满意度	116	社区健康管理满意度反映了服务对象对社区健康服务的情感体验。该指标会影响居民接受社区健康保健服务的依从性,进而对高血压的发生与控制产生影响
	社区是否配备所需药品	117	社区高血压药物的配备能有效提高高血压患者规律服药的依从性

五、高血压防控关键风险因素的确定

(一)各个途径对风险因素的提及情况

1. 研究文献途径 研究文献途径中共提及高血压防控相关风险因素8 784次,其中提及率排名前十的风险因素分别为 BMI、年龄、性别、吸烟、饮酒、高脂血症、高血压家族史、文化程度、食盐摄入量及规律运动时间,提及率分别为 9.84%、8.55%、6.91%、6.55%、6.10%、4.84%、4.42%、4.10%、3.98%及3.90%。具体如表 2-10 所示。

表 2-10 研究文献途径中提及率排名前十的高血压防控风险因素

序位	风险因素	提及次数/次	提及率/%
1	BMI	864	9.84
2	年龄	751	8.55
3	性别	607	6.91
4	吸烟	575	6.55
5	饮酒	536	6.10
6	高脂血症	425	4.84
7	高血压家族史	388	4.42
8	文化程度	360	4.10
9	食盐摄入量	350	3.98
10	规律运动时间	343	3.90

2. 专业机构网站途径 专业机构网站途径中共计提及高血压防控风险因素 1 126 次,提及率排名前十的风险因素为食盐摄入量(12.17%)、

BMI(9.86%)、规律运动时间（7.64%）、吸烟（6.66%）、蔬菜摄入量（5.86%）、饮酒（5.15%）、高脂饮食（4.53%）、年龄（3.02%）、种族（2.75%）、糖尿病(高血糖)(2.75%)和水果摄入量（2.58%），其中种族和糖尿病(高血糖)并列第9(表2-11)。

表2-11 专业机构网站途径中提及率排名前十的高血压防控风险因素

序位	风险因素	提及次数/次	提及率/%
1	食盐摄入量	137	12.17
2	BMI	111	9.86
3	规律运动时间	86	7.64
4	吸烟	75	6.66
5	蔬菜摄入量	66	5.86
6	饮酒	58	5.15
7	高脂饮食	51	4.53
8	年龄	34	3.02
9	种族	31	2.75
	糖尿病(高血糖)	31	2.75
10	水果摄入量	29	2.58

3. 指南规范途径 指南规范途径共计提及高血压防控风险因素277次，提及率排名前十的风险因素情况如表2-12所示：饮酒、食盐摄入量、规律服用高血压治疗药物3个因素的提及率为5.05%，排名第1；吸烟、规律运动时间、BMI的提及率为4.69%，排名第2；微量元素缺乏的提及率为3.97%，排名第3；蔬菜、水果摄入量的提及率为3.61%，并列第4；高脂饮食、年龄、高血压家族史和糖尿病(高血糖)的提及率为3.25%，排名第5；腰围的提及率为2.89%，排名第6；心理状况(紧张、抑郁、焦虑)、谷薯类摄入量及高脂血症的提及率均为2.53%，排名第7；性别、糖摄入量的提及率为2.17%，排名第8；红肉摄入量，乳制、豆制品摄入量、海产品摄入量及血压、血糖、血脂监测的提及率为1.81%，排名第9；营养素供能比例的提及率为1.44%，排名第10。

表 2-12 指南规范途径中提及率排名前十的高血压防控风险因素

序位	风险因素	提及次数/次	提及率/%
1	饮酒	14	5.05
	食盐摄入量	14	5.05
	规律服用高血压治疗药物	14	5.05
2	吸烟	13	4.69
	规律运动时间	13	4.69
	BMI	13	4.69
3	微量元素缺乏	11	3.97
4	蔬菜摄入量	10	3.61
	水果摄入量	10	3.61
5	高脂饮食	9	3.25
	年龄	9	3.25
	高血压家族史	9	3.25
	糖尿病(高血糖)	9	3.25
6	腰围	8	2.89
7	心理状况(紧张、抑郁、焦虑)	7	2.53
	谷薯类摄入量	7	2.53
	高脂血症	7	2.53
8	性别	6	2.17
	糖摄入量	6	2.17
9	红肉摄入量	5	1.81
	乳制、豆制品摄入量	5	1.81
	海产品摄入量	5	1.81
	血压、血糖、血脂监测	5	1.81
10	营养素供能比例	4	1.44

4. 协会联盟网站途径 协会联盟网站途径共计提及高血压防控风险因素 2 433 次,提及率排名前十的风险因素包括 BMI、规律运动时间、吸烟、食盐摄入量、饮酒、规律服用高血压治疗药物、高脂饮食、糖尿病(高血糖)、蔬菜摄入量、年龄、高脂血症及水果摄入量。其中,BMI 的提及率最高为 9.04%;其次规律运动时间的提及率为 7.52%;排名第 3 的为吸烟,提及率为 7.27%(表 2-13)。

表 2-13　协会联盟网站途径中提及率排名前十的高血压防控风险因素

序位	风险因素	提及次数/次	提及率/%
1	BMI	220	9.04
2	规律运动时间	183	7.52
3	吸烟	177	7.27
4	食盐摄入量	174	7.15
5	饮酒	146	6.00
6	规律服用高血压治疗药物	140	5.75
7	高脂饮食	105	4.32
8	糖尿病(高血糖)	88	3.62
9	蔬菜摄入量	74	3.04
	年龄	74	3.04
	高脂饮食	74	3.04
10	水果摄入量	73	3.00

　　5. 新闻舆情网站途径　新闻舆情网站途径共计提及高血压防控风险因素 2 095 次,排名前十的风险因素分别为食盐摄入量(8.54%)、规律运动时间(8.11%)、BMI(7.26%)、吸烟(6.01%)、饮酒(6.01%)、高脂饮食(5.97%)、心理状况(紧张、抑郁、焦虑)(4.11%)、糖摄入量(4.11%)、蔬菜摄入量(3.87%)、水果摄入量(3.77%)、血压、血糖、血脂监测(3.63%)及睡眠时间(3.58%)。其中,吸烟与饮酒并列第4,心理状况(紧张、抑郁、焦虑)与糖摄入量并列第6(表 2-14)。

表 2-14　新闻舆情网站途径中提及率排名前十的高血压防控风险因素

序位	风险因素	提及次数/次	提及率/%
1	食盐摄入量	179	8.54
2	规律运动时间	170	8.11
3	BMI	152	7.26
4	吸烟	126	6.01
	饮酒	126	6.01
5	高脂饮食	125	5.97
6	心理状况(紧张、抑郁、焦虑)	86	4.11
	糖摄入量	86	4.11

(续表)

序位	风险因素	提及次数/次	提及率/%
7	蔬菜摄入量	81	3.87
8	水果摄入量	79	3.77
9	血压、血糖、血脂监测	76	3.63
10	睡眠时间	75	3.58

6. 各途径风险因素提及的汇总情况　汇总以上 5 个途径,提及率排名前十的风险因素分别为 BMI(9.24%)、吸烟(6.56%)、年龄(6.12%)、饮酒(5.98%)、食盐摄入量(5.10%)、性别(4.85%)、规律运动时间(4.27%)、高血脂症(3.70%)、高血压家族史(3.53%)及糖尿病(高血糖)(3.40%)。具体情况见表 2-15。

表 2-15　5 个途径汇总提及率排名前十的高血压防控风险因素

序位	风险因素	提及次数/次	提及率/%
1	BMI	1 360	9.24
2	吸烟	966	6.56
3	年龄	900	6.12
4	饮酒	880	5.98
5	食盐摄入量	750	5.10
6	性别	713	4.85
7	规律运动时间	628	4.27
8	高脂血症	544	3.70
9	高血压家族史	519	3.53
10	糖尿病(高血糖)	501	3.40

从各个途径的统计结果来看,5 个途径中提及率均在前十的风险因素包括 BMI、吸烟、饮酒、食盐摄入量、规律运动时间;蔬菜摄入量、水果摄入量、高脂饮食、年龄在 4 个途径中位列于前十;糖尿病(高血糖)和高脂血症在 3 个途径中位列前十。

(二) 专家对风险因素的重要性排序

在论证阶段,首先请各位论证专家在确定的高血压防控风险因素清单中选择认为重要性排位前 20 位的风险因素。在此基础上,对各论证专家选定的前 20 位高血压防控风险因素进行赋值,认为重要性第 1 位的风险因素赋值 20 分,第 2 位的赋值 19 分,第 3 位的赋值 18 分,以此类推,第 20 位的赋值 1 分;对未选入前 20 位的风险因素赋值 0 分。将各风险因素的赋值进行累加后即可获得专家对风险因素重要性的排序结果。

专家论证结果表明,重要性得分列前十的因素分别为 BMI(545 分)、年龄(535 分)、高血压家族史(524 分)、食盐摄入量(516 分)、吸烟(427 分)、高脂血症(368 分)、饮酒(364 分)、心理状况(紧张、抑郁、焦虑)(356 分)、糖尿病(333 分)及高脂饮食(281 分)。具体如表 2-16 所示。

表 2-16 专家论证中各高血压防控风险因素重要性得分及排序情况

编号	风险因素	得分/分	序位
1	BMI	545	1
2	年龄	535	2
3	高血压家族史	524	3
4	食盐摄入量	516	4
5	吸烟	427	5
6	高脂血症	368	6
7	饮酒	364	7
8	心理状况(紧张、抑郁、焦虑)	356	8
9	糖尿病(高血糖)	333	9
10	高脂饮食	281	10
11	规律服用高血压治疗药物	271	11
12	规律运动时间	265	12
13	性别	264	13
14	心脑血管病家族史	206	14
15	睡眠质量	181	15
16	文化程度	111	16
17	腰围	101	17
18	血压、血糖、血脂监测	98	18
19	静坐时间	83	19
20	蔬菜摄入量	76	20
21	职业类别	75	21
22	高嘌呤饮食	73	22
23	睡眠时间	73	22
24	所在地区	57	24
25	种族	53	25
26	高血压管理的方式	52	26
27	肾脏疾病	52	26

（续表）

编号	风险因素	得分/分	序位
28	尿白蛋白	46	28
29	腰臀比	45	29
30	代谢综合征	42	30
31	高半胱氨酸血症	42	30
32	接受健康教育	41	32
33	喝茶、咖啡	39	33
34	水果摄入量	37	34
35	个人经济收入	36	35
36	医疗保险类型	35	36
37	自我效能感	35	36
38	对高血压防控的重要性认知	35	36
39	肌酐	34	39
40	脑卒中	32	40
41	日常生活环境（工作、居住）	31	41
42	性格	31	41
43	糖摄入量	28	43
44	家庭月收入	27	44
45	醛固酮增多症	22	45
46	婚姻状况	21	46
47	甲状腺功能亢进症	20	47
48	痛风（尿酸升高）	17	48
49	医院医疗服务质量	14	49
50	荤素比例	12	50
51	红肉摄入量	7	51
52	是否纳入社区管理	7	51
53	心率	7	51
54	高黏稠血症	7	51
55	性生活	5	55
56	食物烹调方式	4	56
57	三餐不全	4	56
58	微量元素缺乏	3	58
59	出行方式	3	58
60	内脏脂肪率	3	58
61	叶酸	2	61
62	高胰岛素血症（胰岛素抵抗）	1	62
63	高脂血症家族史	1	62
64	高血压防控相关政策	1	62
65	乳制、豆制品摄入量	0	65
66	谷薯类摄入量	0	65
67	户口类型	0	65
68	口服消炎药	0	65
69	海产品摄入量	0	65

（续表）

编号	风险因素	得分/分	序位
70	营养素供能比例	0	65
71	是否在家饮食	0	65
72	蛋类摄入量	0	65
73	维生素缺乏	0	65
74	过度饱食	0	65
75	家庭人数	0	65
76	女性绝经期	0	65
77	饮水量	0	65
78	口服避孕药	0	65
79	C反应蛋白	0	65
80	是否在职	0	65
81	艾滋病、梅毒	0	65
82	白细胞数	0	65
83	哮喘	0	65
84	残疾	0	65
85	体脂率	0	65
86	按时排便	0	65
87	大肠埃希菌感染	0	65
88	生活满意度	0	65
89	出生体重	0	65
90	纳入社区管理的时间	0	65
91	疱疹病毒感染	0	65
92	锥虫病	0	65
93	口腔卫生	0	65
94	日照量	0	65
95	鱼油摄入量	0	65
96	臂围	0	65
97	过快饮食	0	65
98	查看食品标签	0	65
99	生育年龄	0	65
100	心输出量	0	65
101	活性羰基	0	65
102	是否为流动人口	0	65
103	社会保护情况	0	65
104	吸毒	0	65
105	早产史	0	65
106	腿围	0	65
107	肺活量	0	65
108	高血压管理的时间段（上午/中午/下午）	0	65
109	巨细胞病毒感染	0	65
110	职位高低	0	65
111	信仰	0	65

（续表）

编号	风险因素	得分/分	序位
112	妊娠状态	0	65
113	性激素水平	0	65
114	家庭医生签约情况	0	65
115	第三方提供的医疗护理服务	0	65
116	社区健康管理满意度	0	65
117	社区是否配备所需药品	0	65

（三）综合确定风险因素的排序

将多元途径确认的提及率序位和专家论证确认的重要性序位取平均值，作为各高血压防控风险因素的重要性排序，平均序位值越小则表明该风险因素越重要。结果显示，重要性列于前十的风险因素分别为 BMI、年龄、吸烟、食盐摄入量、饮酒、高血压家族史、高脂血症、性别、规律运动时间及糖尿病（高血糖）。具体的序位情况如表 2‑17 所示。

表 2‑17　各高血压防控风险因素的重要性序位情况

风险因素	多元途径序位	专家论证序位	平均序位	重要性序位
BMI	1	1	1.0	1
年龄	3	2	2.5	2
吸烟	2	5	3.5	3
食盐摄入量	5	4	4.5	4
饮酒	4	7	5.5	5
高血压家族史	9	3	6.0	6
高脂血症	8	6	7.0	7
性别	6	13	9.5	8
规律运动时间	7	12	9.5	8
糖尿病（高血糖）	10	9	9.5	8
心理状况（紧张、抑郁、焦虑）	14	8	11.0	11
高脂饮食	12	10	11.0	11
规律服用高血压治疗药物	15	11	13.0	13
文化程度	11	16	13.5	14
蔬菜摄入量	13	20	16.5	15
静坐时间	18	19	18.5	16

（续表）

风险因素	多元途径序位	专家论证序位	平均序位	重要性序位
腰围	20	17	18.5	16
睡眠质量	23	15	19.0	18
职业类别	19	21	20.0	19
血压、血糖、血脂监测	25	18	21.5	20
种族	21	25	23.0	21
高嘌呤饮食	24	22	23.0	21
水果摄入量	16	34	25.0	23
所在地区	29	24	26.5	24
心脑血管病家族史	40	14	27.0	25
糖摄入量	17	43	30.0	26
个人经济收入	28	35	31.5	27
腰臀比	36	29	32.5	28
婚姻状况	22	46	34.0	29
睡眠时间	52	22	37.0	30
高血压管理的方式	48	26	37.0	30
日常生活环境（工作、居住）	34	41	37.5	32
接受健康教育	44	32	38.0	33
红肉摄入量	26	51	38.5	34
医疗保险类型	42	36	39.0	35
痛风（尿酸升高）	33	48	40.5	36
肾脏疾病	55	26	40.5	36
家庭月收入	38	44	41.0	38
自我效能感	46	36	41.0	38
喝茶、咖啡	49	33	41.0	38
尿白蛋白	56	28	42.0	41
性激素水平	65.2*	21	43.1	42
对高血压防控的重要性认知	53	36	44.5	43
叶酸	30	61	45.5	44
乳制、豆制品摄入量	27	65	46.0	45
是否纳入社区管理	41	51	46.0	45
微量元素缺乏	35	58	46.5	47
性生活	39	55	47.0	48
谷薯类摄入量	31	65	48.0	49
户口类型	32	65	48.5	50

（续表）

风险因素	多元途径序位	专家论证序位	平均序位	重要性序位
代谢综合征	68	30	49.0	51
脑卒中	59	40	49.5	52
高半胱氨酸血症	69	30	49.5	52
肌酐	61	39	50.0	54
口服消炎药	37	65	51.0	55
心率	51	51	51.0	55
高黏稠血症	54	51	52.5	57
性格	65	41	53.0	58
海产品摄入量	43	65	54.0	59
营养素供能比例	45	65	55.0	60
是否在家饮食	47	65	56.0	61
荤素比例	63	50	56.5	62
蛋类摄入量	50	65	57.5	63
出行方式	57	58	57.5	63
信仰	52.4*	65	58.7	65
职位高低	52.4*	65	58.7	66
高胰岛素血症（胰岛素抵抗）	60	62	61.0	67
维生素缺乏	58	65	61.5	68
醛固酮增多症	80	45	62.5	69
过度饱食	62	65	63.5	70
高脂血症家族史	66	62	64.0	71
家庭人数	64	65	64.5	72
食物烹调方式	73	56	64.5	72
三餐不全	74	56	65.0	74
妊娠状态	65.2*	65	65.1	75
女性绝经期	67	65	66.0	76
饮水量	70	65	67.5	77
内脏脂肪率	77	58	67.5	77
口服避孕药	71	65	68.0	79
C反应蛋白	72	65	68.5	80
是否在职	75	65	70.0	81
艾滋病、梅毒	76	65	70.5	82
家庭医生签约情况	77.2*	65	71.1	83
第三方提供医疗护理服务	77.2*	65	71.1	83
社区健康管理满意度	77.2*	65	71.1	83

（续表）

风险因素	多元途径序位	专家论证序位	平均序位	重要性序位
社区是否配备所需药品	77.2*	65	71.1	83
白细胞数	78	65	71.5	87
哮喘	79	65	72.0	88
残疾	81	65	73.0	89
体脂率	82	65	73.5	90
按时排便	83	65	74.0	91
甲状腺功能亢进症	101	47	74.0	91
大肠埃希菌感染	84	65	74.5	93
生活满意度	85	65	75.0	94
出生体重	86	65	75.5	95
医院医疗服务质量	102	49	75.5	95
纳入社区管理的时间	87	65	76.0	97
疱疹病毒感染	88	65	76.5	98
巨细胞病毒感染	89	65	77.0	99
口腔卫生	90	65	77.5	100
日照量	91	65	78.0	101
鱼油摄入量	92	65	78.5	102
臂围	93	65	79.0	103
过快饮食	94	65	79.5	104
查看食品标签	95	65	80.0	105
生育年龄	96	65	80.5	106
心输出量	97	65	81.0	107
活性羰基	98	65	81.5	108
是否为流动人口	99	65	82.0	109
社会保护情况	100	65	82.5	110
高血压防控相关政策	103	62	82.5	110
吸毒	104	65	84.5	112
早产史	105	65	85.0	113
腿围	106	65	85.5	114
肺活量	107	65	86.0	115
高血压管理的时间段（上午/中午/下午）	108	65	86.5	116
锥虫病	109	65	87.0	117

注：* 该风险因素为专家论证过程中增加，"多元途径序位"中的序位值用该风险因素所在类别的平均序位代替。

六、小结与讨论

本研究结合 5 种收集途径以及专家咨询论证，最终形成了高血压防控风险因素清单，共包含风险因素 117 个。利用健康社会决定因素模型对风险因素清单进行分类，可将高血压防控风险因素归并为社会地位、物质环境、社会支持网络、社会心理因素、行为因素、生物学因素及卫生服务提供七大类。结合提及率和专家重要性排序构建重要性指数，明确各风险因素的序位。结果显示重要性列前十的风险因素分别为 BMI、年龄、吸烟、食盐摄入量、饮酒、高血压家族史、高脂血症、性别、规律运动时间及糖尿病（高血糖）。

明确风险因素清单为开展高血压防控工作提供了全景视野。既往的文献研究中大多是根据对某地区的流行病学调查结果得到该地区的高血压防控风险因素，但囿于研究所收集风险因素资料的可及性，很难系统地明确整个区域涉及的各类风险因素，也未见相关研究文献对高血压防控的各个风险因素进行全面系统的梳理与归纳。本研究通过多元途径收集了各个渠道中提及的高血压风险因素，并依据健康社会决定因素框架对各个因素进行了归类，包含社会环境、自然环境、个体行为、遗传因素及卫生服务体系等几个维度，为卫生健康管理部门决策者、公共卫生专业人员、临床医生、个体全面了解高血压防控的风险因素提供了全景清单。

明确高血压防控关键风险因素有助于把握工作重点。与既往通过流行病学调查及比值比（odds ratio，OR）来确定关键风险因素不同，本研究根据文献资料的提及率及专家咨询论证计算重要性分数，明确了高血压防控的关键风险因素，其中行为层面的风险因素作为可干预的风险因素被提及最多。高血压防控关键风险因素的确定有助于社区卫生服务机构的管理者明确管理和工作的重点，也有助于高血压防控相关的政策制订者和干预方案的研制者理清工作思路，尤其是针对吸烟、饮酒、食盐摄入量、规律运动时间等可干预的风险因素有的放矢，制订科学、高效的管理方案，对高危人群和高血压患者进行分层管理，从而降低高血压疾病的患病率，提高高血压患者的管理效果。

第三章

社区高血压高危人群的筛查评分表

现阶段,国内外相对成熟的高血压高危人群筛查评分表相对较少,导致社区高血压管理人员难以判断居民是否属于"高危",很难快速地找到高危人群。本章借鉴糖尿病、心血管病等其他慢性病筛查问卷的研究思路与步骤,基于上海市慢性病风险因素调查的基础数据,运用多因素分析、相对风险度分析等方法,构建筛查评分表的条目和对应分值,考量评分表的信度与效度,通过灵敏度、特异度、受试者工作特征曲线(receiver operating characteristic curve,*ROC*)下面积等指标评价评分表的效能,确定最佳临界值,最终形成简单、便捷、易操作的高血压高危人群筛查评分表,确保能够"找到"高危人群。

一、筛查评分表的研制思路

为使研制的筛查评分表具有科学性与可操作性,本研究借鉴糖尿病筛查问卷的研究思路和方法,形成的编制思路如下。

第一步,建立筛查评分表条目池。本研究已形成高血压防控风险因素清单并明确其中的关键风险因素,为形成筛查评分表的条目池提供了很好的基础。

第二步,开展风险因素调查。依据已确定的关键风险因素,形成调查问卷,并在编制组样本人群中开展风险因素调查(根据筛查评分表研制的要求,需要将样本人群随机分为编制组和评价组,确保两组人群在性别、年龄等构成方面可比)。本研究利用上海市 2013 年慢性病及其风险因素调查的数据(确认的关键风险因素在其问卷中均已体现),选取其中的 A 区(中心城区)和 B 区(郊区)两个地区的调查数据作为基础,在剔除信息不完整的对象后,共纳入 3 147 人。在此基础上将纳入对象随机分为编制组(1 573 人)和评价组(1 574 人)。

第三步,构建筛查评分表。首先,在编制组人群中,以是否为高血压发生风险为因变量(是-1,否-0),利用单因素分析(如卡方检验)筛选出有统计学意义的风险因素(以 $P<0.05$ 为界限);其次,利用单因素分析有意义的风险因素构建多因素非条件 Logistic 回归模型,进一步筛选出有意义的风险因素(以 $P<0.05$ 为界限)。最后,以筛选出的有意义的变量为条目,各变量对应的 OR 值四舍五入取整后作为各变量对应的分值,编制筛查评分表。某一个体具有的风险因素越多,其累积的风险值越高,理论上其患高血压的风险就越高。

第四步,评价筛查评分表的效能。将编制的筛查评分表在评价组人群中开展测评和效能评价。包括信度、效度评价,并运用灵敏度、特异度、阳性预测值、阴性预测值、约登指数及 ROC 曲线下面积等指标,确认筛查评分表的最佳临界值,评价其筛查效能。

在高危人群中,具有较多高血压相关风险因素、风险程度与真正的高血压患者相当的人群(即"高危中的高危人群")必然是筛查和管理的重点对象,也是筛查评分表需要识别出来的重点对象。因此,本研究将该类人群筛出的灵敏度和特异度作为考量评分表效能的关键人群。由于目前尚缺乏其他有效的工具能够判断出"高危中的高危人群",本研究在评价筛查评分表效能时,将高血压患者视为"高危中的高危人群"作为"金标准"进行判断。

二、筛查评分表的研制过程

(一)编制组样本构成

1. 人口学特征 编制组共 1 573 人,其中男性 682 人(占 43.4%),女性 891 人(占 56.6%),平均年龄(58.19±15.42)岁。740 人为初中及以下文化程度(占 47.0%),833 人为高中及以上文化程度(占 53.0%)(表 3-1)。

表 3-1 编制组人口学特征

变量	人数/n	构成比/%
年龄		
<60 岁	706	44.9
≥60 岁	867	55.1

（续表）

变量	人数/n	构成比/%
性别		
男	682	43.4
女	891	56.6
文化程度		
初中及以下	740	47.0
高中及以上	833	53.0
婚姻状况		
无伴侣	253	16.1
有伴侣	1 320	83.9
职业		
农林牧渔水利业生产人员	40	2.5
生产、运输设备操作人员及有关人员	148	9.4
商业、服务业员工	100	6.4
国家机关、党群组织、企业、事业单位负责人	49	3.1
办事人员和有关人员	111	7.1
专业技术人员	158	10.1
军人	2	0.1
其他劳动者	136	8.6
在校学生	8	0.5
未就业	40	2.5
家务	56	3.6
离退休人员	725	46.1

2. 日常生活习惯　编制组中每天吸烟的有 272 人（17.3%），从来不吸烟的 1 175 人（74.7%）；饮酒方面，从未饮酒的占多数，共有 1 431 人（91.0%）；每周食用猪肉频率为平均每天<1 次的占 77.2%，食用牛羊肉、禽肉频率为平均每天<1 次的分别占 98.6%、97.5%；每周食用新鲜蔬菜、新鲜水果频率为平均每天≥1 次的分别占 96.3%、65.6%；食盐摄入适中的占 65.6%，缺乏体力活动的占 18.9%。具体如表 3-2 所示。

表 3-2　编制组日常生活习惯情况

变量	人数/n	构成比/%
吸烟频率		
从来不吸	1 175	74.7
以前吸,但现在不吸	97	6.2
吸,但不是每天吸	29	1.8
每天吸	272	17.3
饮酒频率		
从未	1 431	91.0
<1 天/月	46	2.9
1~3 天/月	32	2.0
1~4 天/周	33	2.1
≥5 天/周	31	2.0
每周食用猪肉频率		
平均每天<1 次	1 214	77.2
平均每天≥1 次	359	22.8
每周食用牛羊肉频率		
平均每天<1 次	1 551	98.6
平均每天≥1 次	22	1.4
每周食用禽肉频率		
平均每天<1 次	1 534	97.5
平均每天≥1 次	39	2.5
每周食用新鲜蔬菜频率		
平均每天<1 次	58	3.7
平均每天≥1 次	1 515	96.3
每周食用新鲜水果频率		
平均每天<1 次	541	34.4
平均每天≥1 次	1 032	65.6
食盐摄入		
较多	195	12.4
适中	1 032	65.6
较少	346	22.0
体力活动		
缺乏	298	18.9
不缺乏	1 275	81.1

　　3. 患病及其他情况　编制组中患有高血压的有 503 人(32.0%),有高血压家族史的有 827 人(52.6%),患有糖尿病的有 188 人(12.0%),血

脂异常的有 238 人(15.1%),超重或肥胖的有 763 人(48.5%),心情较好的有 1 554 人(98.8%),睡眠质量较好的有 1 513 人(96.2%)。具体情况如表 3-3 所示。

表 3-3 编制组患病及其他情况

变量	人数/n	构成比/%
高血压		
没有	1 070	68.0
有	503	32.0
高血压家族史		
没有	746	47.4
有	827	52.6
糖尿病		
没有	1 385	88.0
有	188	12.0
血脂异常		
没有	1 335	84.9
有	238	15.1
心情		
较好	1 554	98.8
适中	11	0.7
低落	8	0.5
睡眠质量		
较好	1 513	96.2
一般	22	1.4
较差	38	2.4
腹型肥胖		
没有	1 039	66.1
有	534	33.9
BMI		
<24 kg/m²	810	51.5
≥24 kg/m²	763	48.5

(二) 变量的初步筛选

1. 人口学特征及一般情况　经单因素分析发现,编制组不同年龄段、不同文化程度、不同职业类别的高血压发生风险不同,差异有统计学意义($P<0.05$),具体情况如表 3-4 所示。

表3-4　编制组人口学特征变量单因素分析结果

变量	高血压组		非高血压组		χ^2	P 值
	人数/n	构成比/%	人数/n	构成比/%		
年龄					180.951	<0.001
<60 岁	102	79.7	604	56.4		
≥60 岁	401	20.3	466	43.6		
性别					0.746	0.388
男	226	44.9	456	42.6		
女	277	55.1	614	57.4		
文化程度					34.679	<0.001
初中及以下	291	57.9	449	42.0		
高中及以上	212	42.1	621	58.0		
婚姻状况					0.330	0.566
无伴侣	77	15.3	176	16.4		
有伴侣	426	84.7	894	83.6		
职业					29.816	<0.001
农林牧渔水利业生产人员	15	3.0	25	2.3		
生产、运输设备操作人员及有关人员	37	7.4	111	10.4		
商业、服务业员工	18	3.6	82	7.7		
国家机关、党群组织、企业、事业单位负责人	19	3.7	30	2.8		
办事人员和有关人员	18	3.6	93	8.7		
专业技术人员	14	2.8	144	13.4		
军人	0	0	2	0.2		
其他劳动者	30	6.0	106	9.9		
在校学生	0	0	8	0.7		
未就业	7	1.4	33	3.1		
家务	19	3.7	37	3.5		
离退休人员	326	64.8	399	37.3		

2. 日常生活习惯情况　单因素分析结果发现,吸烟、食盐摄入情况及体力活动因素对高血压的发生有影响,差异有统计学意义($P<0.05$);饮酒、牛羊肉、禽肉、蔬菜和水果摄入情况等未体现出差异。具体情况如表3-5所示。

表 3-5　编制组日常生活习惯变量单因素分析结果

变量	高血压组		非高血压组		χ^2	P 值
	人数/n	构成比/%	人数/n	构成比/%		
吸烟频率					11.382	0.010
从不吸	361	71.8	814	76.1		
以前吸,但现在不吸	43	8.5	54	5.1		
吸,但不是每天吸	5	1.0	24	2.2		
每天吸	94	18.7	178	16.6		
饮酒频率					2.686	0.612
从未	455	90.4	976	91.2		
<1 天/月	16	3.2	30	2.8		
1~3 天/月	14	2.8	18	1.7		
1~4 天/周	9	1.8	24	2.2		
≥5 天/周	9	1.8	22	2.1		
每周食用猪肉频率					0.011	0.918
平均每天<1 次	389	77.3	825	77.1		
平均每天≥1 次	114	22.7	245	22.9		
每周食用牛羊肉频率					0.227	0.634
平均每天<1 次	497	98.8	1 054	98.5		
平均每天≥1 次	6	1.2	16	1.5		
每周食用禽肉频率					0.262	0.609
平均每天<1 次	492	97.8	1 042	97.4		
平均每天≥1 次	11	2.2	28	2.6		
每周食用新鲜蔬菜频率					0.981	0.322
平均每天<1 次	22	4.4	36	3.4		
平均每天≥1 次	481	95.6	1 034	96.6		
每周食用新鲜水果频率					0.324	0.569
平均每天<1 次	178	35.4	363	33.9		
平均每天≥1 次	325	64.6	707	66.1		
食盐摄入					10.169	0.006
较多	73	14.5	122	11.4		
适中	302	60.0	730	68.2		
较少	128	25.5	218	20.4		
体力活动					15.235	<0.001
缺乏	67	13.3	231	21.6		
不缺乏	436	86.7	839	78.4		

3. 患病及其他情况　对编制组患病及其他情况变量进行单因素分析，发现具有高血压家族史、患糖尿病、血脂异常、睡眠质量较差、超重或肥胖、腹型肥胖均为高血压的风险因素（$P < 0.05$），具体情况如表 3-6 所示。

表 3-6　编制组患病及其他情况变量单因素分析结果

变量	高血压组		非高血压组		χ^2	P 值
	人数/n	构成比/%	人数/n	构成比/%		
高血压家族史					116.163	<0.001
没有	139	27.6	607	56.7		
有	364	72.4	463	43.3		
糖尿病					55.949	<0.001
没有	398	79.1	987	92.2		
有	105	20.9	83	7.8		
血脂异常					73.674	<0.001
没有	370	73.6	965	90.2		
有	133	26.4	105	9.8		
睡眠质量					7.716	0.021
较好	474	94.2	1039	97.1		
一般	11	2.2	11	1.0		
较差	18	3.6	20	1.9		
BMI					121.773	<0.001
<24 kg/m^2	157	31.2	653	61.0		
≥24 kg/m^2	346	68.8	417	39.0		
腹型肥胖					101.492	<0.001
没有	244	48.5	795	74.3		
有	259	51.5	275	25.7		

（三）变量的二次筛选

经过单因素分析，初步筛选出有统计学意义的变量 12 个，分别为年龄、文化程度、职业、吸烟、食盐摄入、体力活动、高血压家族史、糖尿病、血脂异常、睡眠质量、BMI 及腹型肥胖。

将上述 12 个变量纳入多因素非条件 Logistic 回归分析，进一步筛选变量，并确定各变量的风险分值。各变量的赋值说明如表 3-7 所示。

表 3-7 多因素回归变量赋值说明表

变量	赋值情况
年龄	<60 岁＝0;≥60 岁＝1
文化程度	高中及以上＝0;初中及以下＝1
职业	农林牧渔水利业生产人员＝0;生产、运输设备操作人员及有关人员＝1;商业、服务业员工＝2;国家机关、党群组织、企业、事业单位负责人＝3;办事人员和有关人员＝4;专业技术人员＝5;军人＝6;其他劳动者＝7;在校学生＝8;未就业＝9;家务＝10;离退休人员＝11
吸烟	从不吸烟＝0;以前吸,但现在不吸＝1;吸,但不是每天吸＝2;每天吸＝3
食盐摄入	较少＝0;适中＝1;较多＝2
体力活动	不缺乏＝0;缺乏＝1
高血压家族史	没有＝0;有＝1
糖尿病	没有＝0;有＝1
血脂异常	没有＝0;有＝1
睡眠质量	较好＝0;一般＝1;较差＝2
BMI	<24 kg/m² ＝0;≥24 kg/m² ＝1
腹型肥胖	没有＝0;有＝1

　　经过多因素非条件 Logistic 回归分析,最终筛选出年龄、高血压家族史、糖尿病、血脂异常、BMI 及腹型肥胖等 6 个变量($P < 0.05$),如表 3-8 所示。

表 3-8 高血压风险因素的多因素 Logistic 回归分析结果

变量	回归系数	标准误	P 值	OR 值	95%置信区间(confidence interval, CI)
年龄	1.172	0.174	<0.001	3.23	(2.30~4.54)
高血压家族史	1.100	0.132	<0.001	3.00	(2.32~3.89)
糖尿病	0.621	0.185	0.001	1.86	(1.30~2.67)
血脂异常	0.694	0.166	<0.001	2.00	(1.45~2.77)
BMI	0.775	0.149	<0.001	2.17	(1.62~2.91)
腹型肥胖	0.433	0.149	0.004	1.54	(1.15~2.07)

(四)变量风险分值的确定

　　将经过多因素非条件 Logistic 回归分析筛选出的 6 个变量分别对应的 OR 值四舍五入取整,将取整后的数值作为各变量所对应的风险分值,表示各变量每增加一个等级高血压患病风险增加的程度,具体情况如表3-9所示。

　　将编制组筛选出的变量作为高血压高危人群筛查评分表的条目,各变量对应的风险分值作为各条目的分值,编制群筛查评分表。依照各条目的分值,筛查评分表的总分值范围为0~14分。研制形成的筛查评分表见附件2。

表3-9　高血压高危人群筛查评分表各变量风险分值

变量	OR值	分值/分
年龄(≥60岁)	3.23	3
高血压家族史	3.00	3
糖尿病	1.86	2
血脂异常	2.00	2
BMI(≥24 kg/m²)	2.17	2
腹型肥胖(男性腰围≥90 cm;女性腰围≥85 cm)	1.54	2

　　依据编制的筛查评分表对编制组分析发现:最低得分0分,最高得分14分,得3分的最多,为280人(17.8%)。具体如表3-10所示。

表3-10　编制组筛查评分表得分情况

筛查评分表得分	人数(n=1 573)	构成比/%	累积构成比/%
0	217	13.8	13.8
2	72	4.6	18.4
3	280	17.8	36.2
4	66	4.2	40.4
5	190	12.1	52.4
6	137	8.7	61.2
7	177	11.3	72.4
8	122	7.8	80.2
9	57	3.6	83.8
10	156	9.9	93.7
11	10	0.6	94.3
12	68	4.3	98.7
14	21	1.3	100.0

三、筛查评分表的效能评价

在将筛查评分表应用于评价组之前,首先检验评价组与编制组间的均衡性,在此基础上进一步评价评分表的信度、效度与效能。

(一)评价组与编制组的均衡性比较

1. 人口学特征的比较　评价组共 1 574 人,其中男性占 42.8%,女性占 57.2%,平均年龄(59.39 ± 15.97)岁。初中及以下文化程度占 46.1%,高中及以上文化程度占 53.9%。评价组与编制组的一般人口学特征没有差异($P > 0.05$)(表 3 - 11)。

表 3-11　评价组与编制组人口学特征的比较

变量	评价组		编制组		χ^2	P 值
	人数 ($n=1574$)	构成比 /%	人数 ($n=1573$)	构成比 /%		
年龄						
<60 岁	727	46.2	706	44.9	0.541	0.462
≥60 岁	847	53.8	867	55.1		
性别						
男	673	42.8	682	43.4	0.115	0.734
女	901	57.2	891	56.6		
文化程度						
初中及以下	726	46.1	740	47.0	0.267	0.605
高中及以上	848	53.9	833	53.0		
婚姻状况						
无伴侣	282	17.9	253	16.1	1.872	0.171
有伴侣	1 292	82.1	1 320	83.9		
职业						
农林牧渔水利业生产 　人员	46	2.9	40	2.5	5.613	0.898
生产、运输设备操作人 　员及有关人员	159	10.1	148	9.4		
商业、服务业员工	94	6.0	100	6.4		
国家机关、党群组织、企 　业、事业单位负责人	50	3.2	49	3.1		
办事人员和有关人员	128	8.1	111	7.1		
专业技术人员	173	11.0	158	10.1		

（续表）

| 变量 | 评价组 | | 编制组 | | χ^2 | P 值 |
	人数 ($n=1574$)	构成比 /%	人数 ($n=1573$)	构成比 /%		
军人	1	0.1	2	0.1		
其他劳动者	133	8.5	136	8.6		
在校学生	8	0.5	8	0.5		
未就业	35	2.2	40	2.5		
家务	43	2.7	56	3.6		
离退休人员	704	44.7	725	46.1		

2. 患病及其他情况的比较 评价组中没有高血压家族史的755人（48.0%），有高血压家族史的有819人（52.0%），与编制组之间的差异无统计学意义（$P>0.05$）（表3-12）。

表 3-12 评价组与编制组高血压家族史及患病情况的比较

| 变量 | 评价组 | | 编制组 | | χ^2 | P 值 |
	人数 ($n=1574$)	构成比 /%	人数 ($n=1573$)	构成比 /%		
高血压家族史						
没有	755	48.0	746	47.4	0.093	0.761
有	819	52.0	827	52.6		
糖尿病						
没有	1 392	88.4	1 385	88.0	0.115	0.735
有	182	11.6	188	12.0		
血脂异常						
没有	1 289	81.9	1 335	84.9	5.030	0.025
有	285	18.1	238	15.1		

评价组中没有糖尿病的有1 392人，患有糖尿病的有182人（11.6%），与编制组之间的差异无统计学意义（$P>0.05$）。

评价组中没有血脂异常的有1 289人，有血脂异常的有285人（18.1%），与编制组之间的差异有统计学意义（$P<0.05$）。

总体上评价组与编制组人群的患病情况基本相当。

3. 体格检查情况的比较 评价组中无超重或肥胖（BMI$<24\,\mathrm{kg/m^2}$）

的有 792 人（50.3%），超重或肥胖（BMI≥24 kg/m²）的有 782 人
（49.7%），与编制组之间的差异无统计学意义（$P>0.05$）。

评价组中没有腹型肥胖的有 1 030 人（65.4%），腹型肥胖的有 544
人（34.6%），与编制组之间的差异无统计学意义（$P>0.05$）（表 3-
13）。

表 3-13　评价组与编制组体格检查情况的比较

| 变量 | 评价组 | | 编制组 | | χ^2 | P 值 |
	人数 （$n=1574$）	构成比 /%	人数 （$n=1573$）	构成比 /%		
BMI						
<24 kg/m²	792	50.3	810	51.5	0.436	0.509
≥24 kg/m²	782	49.7	763	48.5		
腹型肥胖						
无	1 030	65.4	1 039	66.1	0.132	0.717
有	544	34.6	534	33.9		

4. 评价组高血压患病情况　评价组共有高血压患者 494 人，患病率
为 31.4%。其中，男性高血压患者有 223 人，患病率为 33.1%；女性高血
压患者有 271 人，患病率为 30.1%（表 3-14）。

表 3-14　评价组高血压患病情况

| 变量 | 男性 | | 女性 | | 合计 | |
	人数/n	构成比/%	人数/n	构成比/%	人数/n	构成比/%
高血压						
是	223	33.1	271	30.1	494	31.4
否	450	66.9	630	69.9	1 080	68.6

（二）评价组筛查评分表的得分情况

评价组中，筛查评分表最低得分 0 分，最高得分 14 分，得分的四分位
数分别为 3 分、5 分及 8 分。其中，得 3 分的最多，为 265 人（16.8%），具
体如表 3-15 所示。

表 3 - 15　评价组筛查评分表得分情况

筛查评分表得分	人数($n=1574$)	构成比/%	累积构成比/%
0	223	14.2	14.2
2	77	4.9	19.1
3	265	16.8	35.9
4	67	4.3	40.2
5	186	11.8	52.0
6	125	7.9	59.9
7	186	11.8	71.7
8	121	7.7	79.4
9	74	4.7	84.1
10	136	8.6	92.8
11	15	1.0	93.7
12	80	5.1	98.8
14	19	1.2	100.0

(三) 筛查评分表的信效度评价

1. **信度评价**　信度考评采用常见的内部一致性信度来评价,以编制组人群计算克朗巴哈系数(Cronbach's alpha)。结果显示,筛查评分表的 Cronbach's alpha 系数为 0.527,具有较好信度。

2. **效度评价**

(1) 内容效度:高血压高危人群筛查评分表条目的确定是基于系统收集风险因素、大样本调查数据为基础的统计分析及关键知情人访谈后确定,可以认为评分表的条目反映了主要的高血压风险因素,有较好的内容效度。

(2) 探索性因子分析:首先,对筛查评分表做因子分析适用性检验,结果如表 3 - 16 所示。KMO 统计量为 0.605 > 0.6,说明变量的偏相关性尚可;再进行 Bartlett 球形检验,可知各变量独立性的假设不成立。可见,高危人群筛查评分表适合做因子分析。

表 3 - 16　筛查评分表的 KMO 和 Bartlett 球形检验

指标	数值
KMO 样本适用性检验	0.605
Bartlett's 球形检验	
近似卡方	803.766
自由度	15
显著性	<0.001

由相关系数矩阵 R 计算得到特征值、方差贡献率和累计贡献率（表 3-17），再得到碎石图（图 3-1）。根据方差百分比和碎石图，可知有 2 个因子的特征根>1，且累积方差贡献率为 48.650%。因此，提取前 2 个因子作为公因子。

表 3-17　筛查评分表条目方差百分比

成分	初始特征值			提取载荷平方和			旋转载荷平方和		
	总计	方差/%	累积/%	总计	方差/%	累积/%	总计	方差/%	累积/%
1	1.847	30.779	30.779	1.847	30.779	30.779	1.545	25.746	25.746
2	1.072	17.872	48.650	1.072	17.872	48.650	1.374	22.905	48.650
3	0.941	15.684	64.335						
4	0.853	14.213	78.548						
5	0.836	13.938	92.486						
6	0.451	7.514	100.000						

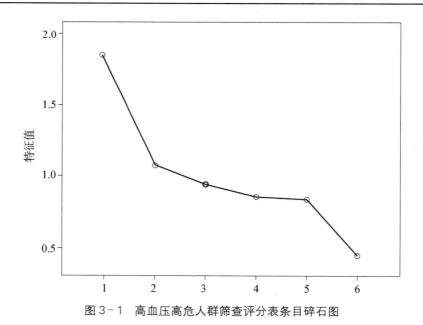

图 3-1　高血压高危人群筛查评分表条目碎石图

提取 2 个公因子后，计算各变量的共同度（表示各变量中所含原始信息能被提取的公因子所表示的程度）：各条目的共同度在 0.190~0.774（表 3-18）。

表 3 - 18　筛查评分表条目共同度

条目	初始	提取
年龄(≥60 岁)	1.000	0.412
高血压家族史	1.000	0.190
糖尿病	1.000	0.382
血脂异常	1.000	0.399
BMI(≥24 kg/m²)	1.000	0.774
腹型肥胖(男性腰围≥90 cm;女性腰围≥85 cm)	1.000	0.762

采用主成分法计算因子载荷矩阵 A,根据因子载荷矩阵可以说明各因子在各变量上的载荷,即影响程度。由于初始的因子载荷矩阵系数不太明显,对初始因子载荷矩阵进行方差最大旋转,旋转后的因子载荷矩阵如表 3 - 19 所示。其中公因子 1 在 BMI 和腹型肥胖上有较大载荷,可以命名为"肥胖状况",公因子 2 在年龄、糖尿病、血脂异常和高血压家族史上有较大载荷,可以命名为"健康状况"。

表 3 - 19　筛查评分表条目旋转后因子载荷矩阵

条目	成分	
	1	2
BMI(≥24 kg/m²)	0.873	
腹型肥胖(男性腰围≥90 cm;女性腰围≥85 cm)	0.864	
年龄(≥60 岁)		0.640
血脂异常		0.626
糖尿病		0.617
高血压家族史		0.405

(3) 结构效度:通过探索性因子分析,共提取 2 个公因子,可划分为 2 个维度;将 6 个条目与 2 个维度及筛查评分表总分进行相关分析,结果如表 3 - 20 所示。各条目均与其所在维度的相关系数较大,而与其他维度的相关系数较小,这也进一步显示出高血压高危人群筛查评分表有较好的结构效度。

表 3-20 筛查评分表各条目与各维度及总分的相关分析

条目	"肥胖状况"维度	"健康状况"维度	总分
年龄(≥60 岁)	0.156**	0.653**	0.532**
高血压家族史	0.146**	0.619**	0.503**
糖尿病	0.144**	0.492**	0.417**
血脂异常	0.163**	0.547**	0.465**
BMI(≥24 kg/m²)	0.886**	0.227**	0.670**
腹型肥胖(男性腰围≥90 cm;女性腰围≥85 cm)	0.872**	0.227**	0.662**

注:** $P < 0.01$。

(四) 筛查评分表的受试者工作特征曲线分析

根据评价组中高血压的患病情况及筛查评分表的得分情况,绘制了 ROC 曲线。结果显示,该问卷的 ROC 曲线下面积(area under the curve, AUC)为 0.814(95%CI:0.792~0.836,$P < 0.001$),标准误为 0.011(图 3-2),提示研制的筛查评分表用于高血压的筛查有一定的识别意义。

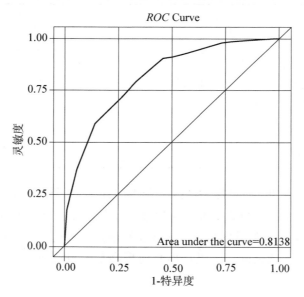

图 3-2 高血压高危人群筛查评分表的 ROC 曲线

（五）最佳临界值与筛查效能的评价

为验证所研制高血压高危人群筛查评分表的效果，表 3‐21 列出了不同筛查评分表总得分作为临界值时对评价组人群的筛查效果。分析结果显示，当临界值为 6，即以筛查评分表得分≥6 分作为判断高血压高危人群的标准时，约登指数最大为 0.46，此时的灵敏度、特异度、阳性预测值、阴性预测值分别为 79.6%、66.4%、52.0% 及 87.7%（表 3‐21）。

表 3‐21　筛查评分表各临界值对应的筛查效果

临界值	灵敏度/%	特异度/%	约登指数	阳性预测值/%	阴性预测值/%
≥1	100.0 （99.3～100.0）	0 （0～0.3）	0	31.4 （31.4～31.4）	——
≥2	98.8 （97.4～99.6）	20.1 （17.7～22.6）	0.19	36.1 （35.4～36.9）	97.3 （94.2～98.8）
≥3	98.0 （96.3～99.0）	26.9 （24.2～29.6）	0.25	38.0 （37.1～38.9）	96.7 （94.0～98.2）
≥4	91.3 （88.5～93.6）	48.3 （45.3～51.4）	0.40	44.7 （43.1～46.3）	92.4 （90.1～94.2）
≥5	90.3 （87.3～92.7）	54.1 （51.0～57.1）	0.44	47.3 （45.6～49.1）	92.4 （90.2～94.1）
≥6	**79.6** **（75.7～83.0）**	**66.4** **（63.5～69.2）**	**0.46**	**52.0** **（49.6～54.3）**	**87.7** **（85.6～89.5）**
≥7	70.9 （66.6～74.8）	74.0 （71.3～76.6）	0.45	55.5 （52.6～58.3）	84.7 （82.8～86.5）
≥8	58.9 （54.4～63.3）	85.7 （83.5～87.8）	0.45	65.4 （61.6～69.0）	82.0 （80.4～83.6）
≥9	46.0 （41.5～50.5）	91.0 （89.2～92.7）	0.37	70.1 （65.4～74.3）	78.6 （77.2～80.0）
≥10	37.5 （33.2～41.9）	94.0 （92.4～95.3）	0.31	74.0 （68.7～78.7）	76.7 （75.4～77.9）
≥11	19.2 （15.8～23.0）	98.2 （97.3～98.9）	0.17	83.3 （75.6～89.0）	72.7 （71.8～73.5）
≥12	17.4 （14.2～21.0）	98.8 （98.0～99.4）	0.16	86.9 （78.9～92.1）	72.3 （71.5～73.2）
≥13	3.4 （2.0～5.5）	99.8 （99.3～100.0）	0.03	89.5 （66.3～97.3）	69.3 （69.0～69.7）
≥14	0 （0～0.7）	100.0 （99.7～100.0）	0	——	68.6 （68.6～68.6）

（六）评价组筛查得分与高血压患病情况的关联分析

将评价组对象按照筛查评分表得分状况分为 3 个风险类别,如表 3-22 所示,可见高血压患病率随着评分的升高而升高($P<0.001$),尤其是在两个最高的评分组中显著升高。与筛查评分"0～5 分"的人群相比,筛查评分在"6～10 分"的人群高血压患病率的 OR 值为 6.15(95% CI:4.74～7.97),筛查评分"≥11 分"的人群高血压患病率的 OR 值为 35.50(95% CI:20.79～60.59)。

表 3-22　评价组筛查评分表得分与高血压患病情况

得分	调查对象总人数/n	高血压患者数/n	患病率/%	OR(95% CI)	P 值
0～5 分	818	101	12.3	1	
6～10 分	642	298	46.4	6.15(4.74～7.97)	<0.001
≥11 分	114	95	83.3	35.50(20.79～60.59)	<0.001

四、小结与讨论

本研究借鉴糖尿病筛查评分表的研制思路,采用 2013 年上海地区慢性病及其风险因素监测调查数据,结合多因素 Logistic 回归分析、ROC 曲线的绘制及灵敏度、特异度、约登指数等分析方法,完成了高血压高危人群筛查评分表的研制。最终纳入高血压高危人群筛查评分表的风险因素包含年龄(≥60 岁)、BMI(≥24 kg/m²)、糖尿病、高血压家族史、血脂异常及腹型肥胖(男性腰围≥90 cm;女性腰围≥85 cm),其对应的分值分别为 3 分、2 分、2 分、3 分、2 分、2 分。利用 ROC 曲线分析得筛查评分表变量总分值≥6 分时,灵敏度、特异度分别为 79.6%、66.4%,此时约登指数最大。因此,将高血压高危人群的判断标准确定为筛查评分表得分≥6 分。

研制的筛查评分表为快速找到高危人群提供了便捷工具。本研究研制的高血压高危人群筛查评分表是我国东部地区首个用于识别高血压高危人群的筛查工具。该筛查评分表的一个关键优势在于其风险评分是基于随机抽样、包含了年轻人和老年人的人群调查得到的。该筛查工具的另一个优点是操作方便,不需要侵入性检查,且评分表中的风险因素均和高血压相关,也易于理解和解释。本研究将 OR 值四舍五入后取其整数部分作为各筛查条目的分值,以个体累计分值判断其罹患高血压疾病的风险,计算简单,便于社区管理专业人员进行高危人群的筛查及社区非高血压患者人群的自我筛查。

　　研制的高危人群筛查评分表具有较好的信效度。本研究的高危人群筛查评分表的敏感性和特异性分别为 79.6% 和 66.4%,而且 AUC 面积也超过了已有的高血压风险因素筛查问卷,这表明本筛查评分表具有良好的判别能力。因此,该筛查评分表可以作为一个简单、方便的工具帮助基层卫生工作人员去评估和识别高血压高危人群。风险评分低的人群罹患高血压的可能性更低,可以不用对其进行严格的管理。在此基础上,可以根据风险得分对高危人群进行分级,并根据不同的风险程度对其采取不同的干预措施,确保不同的干预措施能够更多地聚焦目标人群,也更具成本-效益。此外,筛选评分表中包含的变量大多是可变化的风险因素,它们可能会随着时间的推移发生变化。因此,筛查应该是一个持续进行的过程。

第四章

社区高血压高危人群的管理规范

找到高危人群不是目的,更重要的是如何"管理好高危人群",预防或延缓其发展为高血压患者。尽管各个国家的高血压防治指南均提出了对高危人群进行管理的建议,可用于高危人群管理的单项技术和措施也较多,但始终缺少专门针对高血压高危人群管理的指南或规范,对实践工作缺乏指导性,导致"不知道怎么管理"高危人群。本章借鉴项目管理、业务流程管理理念,首先明确管理规范的要素并构建规范框架。在此基础上,集成已有的单项技术,围绕"目标—任务—流程—措施—方法"的思路,研制全流程的高血压高危人群管理规范,并进行多重论证与完善,确保能够"管理好"高危人群。

一、管理规范框架的研制

(一) 形成管理规范要素集

在查阅了各类官方网站和文献资料后,共收集了涉及高血压管理要素相关的 35 份文件(指南)和 159 篇文献。在精读上述材料的基础上收集提及的各个要素。如图 4 - 1 所示,采用边界分析发现,当阅读到第 54 篇文献时,管理规范的要素个数达到"饱和",后续阅读的文献中不再出现新的要素。经分析总结,共收集到要素 32 个,其中提及比例最高的前 3 个分别是干预对象(94.12%)、干预内容(78.43%)、干预措施和结果评估/评价(70.59%),要素清单如表 4 - 1 所示。

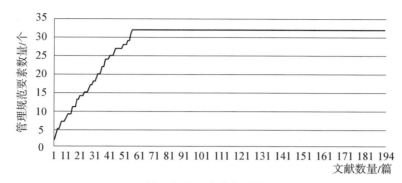

图 4-1　管理规范要素收集的饱和曲线图

表 4-1　管理规范要素清单

编号	要素名称	提及篇数/篇	提及率/%
1	干预对象	48	94.12
2	干预内容	40	78.43
3	干预措施	36	70.59
4	结果评估/评价	36	70.59
5	管理人员	35	68.63
6	干预目标	34	66.67
7	干预方法	32	62.75
8	干预时间	31	60.78
9	干预次数	31	60.78
10	实施流程	28	54.90
11	干预手段	27	52.94
12	开展频率	27	52.94
13	管理机构	25	49.02
14	管理对象	20	39.22
15	服务措施	19	37.25
16	管理措施	18	35.29
17	管理过程	15	29.41
18	总体/具体目标	13	25.49
19	负责部门	10	19.61
20	过程评估/评价	10	19.61
21	经费	6	11.76
22	服务流程	6	11.76

（续表）

编号	要素名称	提及篇数/篇	提及率/%
23	费用	5	9.80
24	考核机制	5	9.80
25	管理职责	5	9.80
26	药品	4	7.84
27	管理要点	4	7.84
28	管理领导	3	5.88
29	业务管理	3	5.88
30	资源管理	2	3.92
31	预算	2	3.92
32	器材	2	3.92

（二）筛选管理规范要素

将上述 32 个管理规范要素根据其类型进行整理、合并与归类，最终合并形成以下 9 类管理规范要素（以表 4 - 1 中管理要素的编号作为代码）。

1. 管理目标（6、18）　干预目标和总体/具体目标等都是指为了达到某种目的而需要完成的指标，在管理工作中即管理目标。

2. 管理主体（5、13、19、28）　管理机构、管理人员、管理领导及负责部门都是在管理活动中，承担和实施管理工作的人或机构。因此，将其总结为管理主体。

3. 管理客体（1、14、15、29、30）　由于干预对象、管理对象等都是管理主体作用的对象，为其提供相应的服务，因此将以上要素总结为与管理主体相对应的管理客体。

4. 管理方法和内容（2、3、7、11、16、25、27）　管理措施、干预手段和干预方法等都是实现管理工作目标的方法，即管理方法；而干预内容、管理要点等则是管理过程中实施的具体内容，即管理内容。管理内容是管理规范的核心部分，管理内容需要依托管理方法实现，因此将两者整合为 1 类要素。

5. 管理时间和频次（8、9、12）　干预时间、开展频次和干预次数等都是指开展管理活动需要达到的次数和频率要求，因此将其总结为管理时间和频次。

6. 管理评估（4、20、24） 过程评估/评价、结果评估/评价、考核机制等均是指在管理实施过程中，或是管理实施一定周期后，利用相应的评价指标对实施过程以及管理效果进行评价，因而将以上几个要素总结为管理评估。

7. 管理流程（10、17、22） 服务流程、管理过程、实施流程等都是指工作中的环节、步骤和程序，即实施整个管理工作的过程，因此将以上几个要素总结为管理流程。

8. 管理物资（26、32） 器材和药品等是支持管理工作的重要物资，也是开展管理工作的物力基础，将这类要素总结为管理物资。

9. 管理经费（21、23、31） 预算、经费、费用等也是管理工作开展所必须的经济基础，将其总结为管理经费。

在以上9类管理要素中，前6类要素的提及比例较高，管理经费和管理物资的提及比例低。虽然经费和物资是管理工作中必不可少的支持条件，但是本研究侧重从项目管理和业务流程管理的理念出发来研制管理规范，因此暂不在规范中纳入"管理经费"和"管理物资"这两类要素。为了保证管理规范的完整性和逻辑性，将管理流程纳入规范中。最终共确认了管理目标、管理主体、管理客体、管理方法和内容、管理时间和频次、管理评估、管理流程这7类要素（表4-2）。

表4-2 归类总结形成的管理规范要素集

编号	管理规范要素	具体内容
1	管理目标	总体/具体目标、干预目标
2	管理主体	管理机构、管理人员、管理领导、负责部门
3	管理客体	管理对象、干预对象、服务对象、资源管理、业务管理
4	管理方法和内容	管理措施、干预手段、干预方法、干预措施、管理职责、管理要点、干预内容
5	管理时间/频次	干预时间、开展频率、干预次数
6	管理评估	过程评估/评价、结果评估/评价、考核机制
7	管理流程	服务流程、管理过程、实施流程

（三）形成管理规范框架

要使一个管理规范能够行之有效，必须将其各类要素进行有机组合。

结合业务流程管理理念,将以上 7 类要素进行有机组合和关联。如图 4-2 所示,管理主体(机构或人员)围绕实现管理目标,通过各种管理方法、依照相应的管理频次和要求,向管理客体提供各类管理内容(即服务),并在一定周期的管理工作结束后,对管理效果开展评估工作,以评判管理目标的实现程度。这一系列有序的工作过程即是管理流程。

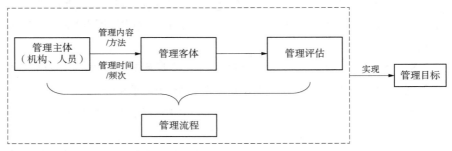

图 4-2　社区高血压高危人群管理规范各类要素之间的关系

二、管理规范内容的遴选

　　围绕形成的框架中的各类要素,全面收集国内外高血压高危人群管理相关的规范文件、工作指南、研究文献共 121 篇。运用边界分析法,系统整理出已有的高血压高危人群管理相关的目标、管理内容、管理方法和手段、效果评价指标等;遵循循证决策原则和专家咨询,结合我国社区及高血压高危人群管理的特点,从必要性、可操作性等角度遴选出社区高危人群管理规范中各要素的具体内容。遴选思路如图 4-3 所示。

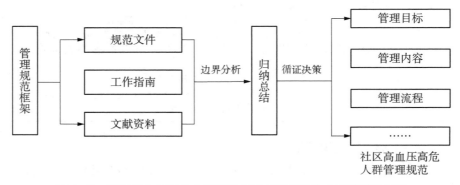

图 4-3　社区高血压高危人群管理规范各要素具体内容的遴选思路

（一）管理目标

在全面查阅 121 篇相关文献/文件/指南的基础上，发现提及高血压高危人群管理或干预目标的有 62 篇，相应的表述主要有 8 种，如表 4-3 所示。其中，"降低高血压发生率"提及率最高，为 24.19％；"提高高血压相关知识知晓率"和"提高相关健康行为形成率"分列第 2、3 位。高血压高危人群是发展为高血压患者的"主力军"，因此社区高血压高危人群管理的目标是将高血压高危人群纳入常规管理，采取相关措施，提高高危人群的高血压相关知信行水平，最终达到降低或者推迟高血压发生的目的。结合关键知情人访谈，最终明确了本研究社区高血压高危人群管理规范的目标是"通过提高一般性健康知识知晓率和高血压相关知信行水平，降低高危人群的高血压发生率"。

表 4-3 社区高血压高危人群管理规范——"管理目标"梳理结果

编号	管理目标	提及数/次	提及率/％
1	降低高血压发生率	15	24.19
2	提高高血压相关知识知晓率	13	20.97
3	提高相关健康行为形成率	10	16.13
4	提高一般性健康知识知晓率	5	8.06
5	提高高血压相关信念形成率	5	8.06
6	获得社会支持	3	4.84
7	提高自我效能	2	3.23
8	提高获取健康资源的能力	1	1.61

（二）管理主体

本研究中管理规范的主体包括管理机构和管理人员两部分。

1. 管理机构 在 121 篇相关文献/文件/指南中，发现共有 42 篇资料提及管理机构，其中社区卫生服务中心和社区卫生服务站提及最多，提及率为 83.33％；其次是二级以上医院，还有少数研究中将慢性病防治机构作为管理高血压高危人群的管理机构，如表 4-4 所示。相较医院，社区更贴近居民，在经济、地理等方面的可及性更好，更易于与居民之间建立良好的沟通环境和氛围。因此，本研究将社区卫生服务中心和站点作为管理的主要机构。

表4-4　社区高血压高危人群管理规范——"管理机构"梳理结果

编号	管理机构	提及数/次	提及率/%
1	社区卫生服务机构*	35	83.33
2	二级以上医院	6	14.29
3	慢性病防治机构	2	4.76

注：*社区卫生服务机构包括社区卫生服务中心和社区卫生服务站。

2. 管理人员　如表4-5所示，在提及高血压高危人群管理人员的文献/文件/指南中，有25篇资料将社区护士作为管理人员，提及率最高（39.06%）。其次是社区医生，包括全科医生和专科医生。提及率排第三的是专职健康教育者。因为本研究研制的管理规范实施场所为社区，所以社区的专职健康教育人员也可以纳入管理人员名单。结合关键知情人访谈，本研究将管理人员确定为社区护士、社区医生和社区专职健康教育人员。

表4-5　社区高血压高危人群管理规范——"管理人员"梳理结果

编号	管理人员	提及数/次	提及率/%
1	社区护士	25	39.06
2	社区医生（全科/专科医生）	19	29.69
3	专职健康教育人员	9	14.06
4	二级以上医院护士	7	10.94
5	二级以上医院医生	4	6.25

（三）管理客体

管理客体即管理对象，在本研究中的管理对象即社区中的高血压高危人群。

（四）管理方法和内容

1. 管理方法

（1）管理方法的归纳总结：管理方法和内容是管理目标得以实现的重要环节，是整个管理过程的核心。如4-4图所示，当阅读到第51篇文献/文件/指南时，提及的管理方法的数量达到饱和。经梳理后得到管理方法共37种，如表4-6所示。

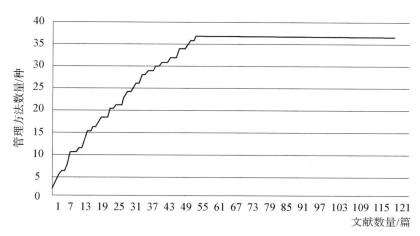

图4-4　社区高血压高危人群管理方法收集饱和曲线

表4-6　社区高血压高危人群管理规范——"管理方法"梳理结果

编号	管理方法	提及数/次	提及率/%
1	开展防治知识专题讲座	38	74.51
2	自测血压	37	72.55
3	定期随访管理	35	68.63
4	发放宣传材料(健康手册)	28	54.90
5	制订个性化健康促进方案	28	54.90
6	发放自我管理手册,定期填写	26	50.98
7	运动方式指导(开展八段锦和广场舞集体活动等)	23	45.10
8	个体化膳食指导	21	41.18
9	对血脂、BMI等进行监测	21	41.18
10	社区设立高血压防治专栏	18	35.29
11	面对面一对一生活指导	17	33.33
12	制订调整饮食/戒烟限酒计划	16	31.37
13	提供健康咨询(线上/面对面)	15	29.41
14	发放支持性工具,如限盐勺/罐子	14	27.45
15	建立个人电子健康档案	12	23.53
16	定期培训	11	21.57
17	健康评估(健康体检)	10	19.61
18	制订戒烟计划	10	19.61

（续表）

编号	管理方法	提及数/次	提及率/%
19	制订减肥计划	9	17.65
20	有奖知识答题	8	15.69
21	发送控油壶	7	13.73
22	发送微信健康科普帖	6	11.76
23	观看高血压防治录像	5	9.80
24	开设释放压力和调节心理的课程	5	9.80
25	举办各种比赛活动（健康烹饪等）	5	9.80
26	发放高危干预记录日历	5	9.80
27	成立干预小组	5	9.80
28	限酒教育指导	4	7.84
29	组织干预对象定期交流心得、互增信心	3	5.88
30	订阅高血压防控的书籍和杂志	3	5.88
31	建立自我管理小组	3	5.88
32	增设小区健身器材	2	3.92
33	血管紧张素受体阻滞剂等药物干预	2	3.92
34	家庭成员一起参加培训和调整不良行为	2	3.92
35	绘制自管小组年内体质指数汇总表	1	1.96
36	动机性访谈	1	1.96
37	高血压并发症体验活动	1	1.96

对现有管理方法进行归纳总结，将相同类型的方法和措施进行合并，最终总结形成以下六大类：健康教育、同伴教育、自我管理、随访管理、创造健康环境和药物干预。37种管理方法归类结果如下（以37种管理方法的编号作为代码）：

健康教育（1、4、5、7、8、10、11、12、13、14、16、21、22、23、24、26、28、32、36、37）：主要包括知识传播和行为干预两类。知识传播是通过纸质/电子材料、咨询及竞赛活动等方式向管理对象传播健康知识，包括传统的发放宣传资料、提供健康咨询及利用新媒体等进行健康知识传播等；行为干预主要通过提供健康工具、生活方式指导、健康行为指导等方式来开展。例如，给管理对象发放限盐勺、控油壶及开设健身班等。

同伴教育（20、25、27、29）：是指由于某些原因使具有相同性别、年龄、生活环境、经历或让具有共同语言的人一起分享信息、观念或技能的一种教育形式。在本研究中,即是让社区高血压高危人群聚集一起分享健康信息、观念及健康行为技能,互相提供支持。

自我管理(2、18、19、30、31、35):即在医生等指导下针对个人风险因素制订干预计划,帮助高危人群掌握管理高危状态发展的知识、技能和信心。自我管理的核心是提高自我效能,促进生活行为方式的改善。应积极鼓励他们参加自管小组,管理人员应促进管理对象行动计划执行到位。

随访管理(3、9、15、17):随访管理是社区高血压高危人群管理的重要手段,主要是通过定期随访,了解管理对象的高血压风险因素情况、健康行为等。随访方式主要有门诊随访、电话随访等,中青年高危人群也可以采用网络随访。

创造健康环境(5、32、34):一个健康的家庭和社会环境,更有利于高危人群提高自我效能,促进健康行为的改善。健康环境的创建主要包括家庭环境和社区环境。在家庭生活中,营造积极向上的氛围,分享健康知识,鼓励家庭成员和高危人群一起参与生活行为改善,相互监督促进。社区方面,应该尽可能地为高危人群创造健康环境。例如,增加公共场所的运动设施、修建健身步道等,在整个社区营造良好的健康氛围。

药物干预(33):采用血管紧张素受体阻滞剂等药物干预。

(2)管理方法的遴选:依据聚类结果,健康教育使用的比例最大,药物干预使用的比例较少。考虑到本研究是探讨高血压高危人群的管理,这类人群尚未发展为高血压患者。因此,药物干预暂不纳入管理规范中。结合社区适宜性和经过专家咨询论证,最终确定将健康教育、自我管理、同伴教育、随访管理及创造健康环境这5类管理方法纳入社区高血压高危人群管理规范中,表4-7为整理的管理方法/干预措施集。

表4-7　社区高血压高危人群管理方法/干预措施集

编号	管理方法	具体内容
1	健康教育	
	知识传播	动机性访谈、发放宣传材料(健康手册)、制作防控知识视频、提供健康咨询(线上/面对面)、开展防控知识专题讲座、发送微信健康科普帖、有奖知识答题、举办健康烹饪等比赛、发放记录日历

（续表）

编号	管理方法	具体内容
	行为干预	发放支持性工具（如限盐勺/罐、控油壶）、运动方式指导（开展八段锦和广场舞集体活动）、个体膳食指导、限酒教育指导、定期培训、面对面一对一生活指导、心理指导、功能锻炼指导、高血压并发症体验活动
2	同伴教育	组织干预对象定期交流心得、互增信心；成立干预小组
3	自我管理	建立自我管理小组、发放自我管理手册、自测血压、制订戒烟计划、制订减肥计划
4	创造健康环境	家庭成员一起参加培训和调整不良行为、增加社区公共健康场所、新增公用健身器材等、社区设立高血压防治专栏
5	随访管理	门诊、线上以及入户随访等；定期体检、风险因素监测

2. 管理内容

（1）管理内容的归纳总结：在全面阅读 121 篇文献/文件/指南后，随着资料数量的增加，管理内容的种类数量在阅读到第 39 篇文献时达到饱和（图 4-5）。将收集到的管理内容进行整理后共得到 42 种，按照提及率由高到低排序，如表 4-8 所示。

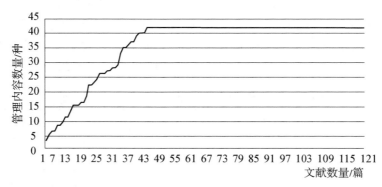

图 4-5　社区高血压高危人群管理内容收集饱和曲线

表4-8　社区高血压高危人群管理规范——"管理内容"梳理结果

编号	管理内容	提及数/次	提及率/%
1	高血压诊断标准	29	74.36
2	定期随访的内容	29	74.36
3	血压测量频率监测	27	69.23
4	血压测量正确方法	26	66.67
5	高血压的定义	23	58.97
6	坚持体育锻炼	21	53.85
7	纠正不良生活方式	19	48.72
8	监测体育锻炼情况	19	48.72
9	高钠饮食是高危因素	17	43.59
10	科学戒烟限酒	17	43.59
11	监测食盐摄入情况	17	43.59
12	合理膳食	15	38.46
13	日常监测体重	15	38.46
14	监测吸烟情况	15	38.46
15	监测饮酒情况	15	38.46
16	经常吃新鲜蔬菜、水果	15	38.46
17	高血压是可以预防的	14	35.90
18	高血压的临床并发症	14	35.90
19	体力活动不足是高血压风险因素	13	33.33
20	相信改变高血压相关风险因素可以预防高血压	13	33.33
21	高血压是怎么形成的	12	30.77
22	超重/肥胖是高血压风险因素	12	30.77
23	过量饮酒是高血压风险因素	11	28.21
24	吸烟是高血压风险因素	11	28.21
25	高血压的易患对象	10	25.64
26	定期血压测量重要性和必要性	10	25.64
27	确诊高血压需要做哪些检查	9	23.08
28	如何进行长期血压监测	9	23.08
29	高血压靶器官损害	8	20.51
30	盐摄入限制标准	8	20.51
31	家庭自测血压注意事项	8	20.51
32	监测血脂情况	7	17.95
33	精神长期过度紧张是高血压风险因素	6	15.38

（续表）

编号	管理内容	提及数/次	提及率/%
34	高血压家族史与高血压发生有关	6	15.38
35	适当参加体育锻炼活动的时间和内容	6	15.38
36	正确使用限盐勺/控油壶	6	15.38
37	监测精神压力现状	6	15.38
38	年龄与高血压的发生有关	5	12.82
39	合理释放压力	5	12.82
40	监测睡眠情况	5	12.82
41	高血压的认识误区	3	7.69
42	我国高血压流行状况	2	5.13

根据每条管理内容的性质进行分类梳理后，将高血压高危人群管理内容合并为 3 类，分别是高血压防控相关的知识和信念、血压的监测和管理、风险因素的监测和控制。42 种管理内容归类结果如下（以 42 种管理内容的编号作为代码）：

高血压防控相关的知识和信念（1、5、9、17、18、19、20、21、22、23、24、25、27、29、30、33、34、38、41、42）：高血压诊断标准；相信改变高血压相关风险因素可以预防高血压；高血压的易患对象；确诊高血压需要做哪些检查；高血压的靶器官损害；盐摄入限制标准；吸烟、精神过度紧张、超重及高钠饮食等是高血压风险因素；家族史和年龄与高血压发生有关；高血压的认识误区；高血压的定义、临床并发症；高血压是可以预防的；我国高血压流行状况。

血压的监测和管理（3、4、26、28、31）：定期血压测量重要性和必要性；血压测量的正确方法；血压测量频率的监测；家庭自测血压的注意事项；如何进行长期血压监测。

高血压防控风险因素的监测和控制（2、6、7、8、10、11、12、13、14、15、16、32、35、36、37、39、40）：日常监测体重；监测血脂情况；监测吸烟及饮酒情况；监测精神压力现状；监测睡眠情况；监测运动情况；监测高钠饮食情况；合理膳食；经常吃新鲜蔬菜水果；坚持体育锻炼；适当参加体育锻炼活动的时间和内容；纠正不良生活方式；正确使用限盐勺/控油壶；科学戒烟限酒；合理释放压力；坚持定期随访。

（2）管理内容的遴选：管理内容是管理工作开展的核心，所有管理工作均围绕管理内容展开。本研究中总结形成的 3 类管理内容，均是高血压高危人群管理过程中需要重点关注的。结合专家咨询结果，最终确定将上述 3 类管理内容都纳入管理规范中。

3. 管理内容和管理方法的组合 只有将管理内容和方法进行有机组合，才能使管理措施发挥最大作用，有效改变管理对象的相关知识和行为，实现管理目标。本研究总结形成的管理方法和内容的组合形式如表 4-9 所示：开展健康教育活动时，主要以传播高血压防控相关的知识和传授技能为主；同伴教育和健康教育类似，主要目的是提高高血压防控相关的知识和信念；在高危人群中进行自我管理时，重点强调血压的自我监测和管理，以及风险因素的监测与控制；在对管理对象开展随访时，可在随访过程中进行健康知识和技能的传播，同时对其血压和风险因素进行监测和管理。

表 4-9 社区高血压高危人群管理方法和管理内容组合情况

管理方法	健康教育	同伴教育	自我管理	随访管理
管理内容	高血压防控相关的知识和信念 风险因素的监测和控制	高血压防控相关的知识和信念	血压的监测和管理 风险因素的监测和控制	高血压防控相关的知识和信念 血压的监测和管理 风险因素的监测和控制

（五）管理时间和频次

除了管理方法和管理内容，管理的时间和频次也同样重要。因为无论是健康知识，还是健康行为，均需要通过反复和渐进的干预过程才能逐步提高和改变，不能一蹴而就。而不同的管理方法和内容需要结合实际情况采取不同的干预频次，才能达到最佳的管理效果。本研究在查阅了 121 篇高血压高危人群管理相关的文献/文件/指南后，发现有 23 篇提及不同管理措施的时间和频次，经梳理后如表 4-10 所示。实施相同干预措施的频次可能不同。例如，每月开展一次健康讲座及每季度进行一次随访的提及比例最高。

表 4-10 社区高血压高危人群管理规范——"管理频次"梳理结果

编号	管理措施	管理频次	提及数/次	提及率/%
1	健康讲座	每月1次	5	21.74
		每季度1次	3	13.04
		每2周1次	1	4.35
2	发放宣传资料	每月1次	2	8.70
		每季度1次	1	4.35
3	制作宣传海报和宣传栏	每季度1次	2	8.70
		每月1次	1	4.35
4	提供健康咨询	每月1次	2	8.70
		每季度1次	1	4.35
		每2周1次	1	4.35
5	发送微信健康科普贴	每2周1次	2	8.70
		每月1次	1	4.35
		每周1次	1	4.35
6	举办健康知识竞赛	每年1次	1	4.35
7	指导规律运动	每月1次	3	13.04
		每2周1次	1	4.35
8	膳食指导	每季度1次	4	17.39
		每月1次	2	8.70
9	心理指导	每季度1次	1	4.35
		每月1次	1	4.35
10	组织干预对象交流心得	每月1次	2	8.70
		每2个月1次	1	4.35
11	自测血压	每季度1次	5	21.74
		每月1次	2	8.70
		每2个月1次	1	4.35
12	随访管理	每季度1次	4	17.39
		每2个月1次	2	8.70
		每月1次	2	8.70
		每周1次	1	4.35

　　目前,没有研究明确表明各种干预措施采取哪种频次的干预效果最好。按照一般的学习规律,干预频次越高,干预对象的知信行水平提升的可能性越大;但是在实际实施过程中,还需要考虑经济成本及人力配置等问题,并不是频次越高越好。因此,本研究结合当前各类管理措施实施频

率的提及率以及焦点组访谈,将开展健康讲座和发送微信健康科普帖等知识传播类健康教育的频次确定为"至少每季度开展1次",将膳食、运动以及心理指导等行为指导的频次确定为"建议每月1次"。而组织干预对象定期交流心得等同伴教育的管理频次确定为"建议每月1次"。血压正常者应至少每年测量1次血压,而血压测量是管理高危人群的一个重要手段,结合资料中"每季度测量1次血压"的比例最高,将管理规范中自测血压的频次确定为"至少每季度1次"。随访管理部分,当前,上海市社区高血压高危人群管理的内容为每半年随访1次,相关研究中随访管理频次提及比例最高的是"每季度随访1次",最终将随访管理的频次确定为"至少每季度开展1次"。将本研究确认的管理频次与管理方法进行组合,具体如表4-11所示。

表4-11　社区高血压高危人群管理方法和管理频次组合情况

项目	管理方法	管理频次
健康教育		
知识传播	健康教育、健康咨询、发放宣传资料等	至少每季度1次
行为干预	膳食指导、心理指导、运动指导等	建议每月1次
同伴教育	组织开展心得交流等	建议每月1次
自我管理	自测血压、自我管理表填写等	至少每季度1次
随访管理	门诊随访、电话随访等	至少每季度1次

(六) 管理评估

管理评估是对整个管理工作进行评价,以此判断管理方案实施的效果。根据评估开展的时间先后,管理评估通常包括需求评估、过程评估和效果评估三个方面。需求评估是一个周期的管理工作开展前,对管理对象在健康教育、自我管理及社会支持等方面的需求进行调查与评估,从而可以根据需求评估结果有针对性地开展管理工作。过程评估是评价管理工作中各类措施实施的真实情况,其评价结果将为最终的效果评估提供支撑,同时也为管理措施的完善提供依据。最终的效果评估旨在检验各类管理措施的效果和作用。评估手段一般包括体格检查、实验室检查、问卷调查和量表评估等。

1. 需求评估　在高血压高危管理相关的文献/文件/指南中,有15篇相关资料提及高血压高危人群的需求评估,主要包括健康教育、自我管理、社会支持三个方面。对健康教育方面的需求评估主要有"希望获取的健康知识类型""希望获得健康知识和技能的途径"等指标；自我管理方面的需求也主要用"希望获得的健康行为指导种类"进行评估,具体如表4-12所示。由于当前在开展管理与干预前进行需求评估的实践与研究较少,仍需进一步探索与完善。因此,本研究暂不将需求评估纳入管理规范。

表4-12 社区高血压高危人群管理需求评估的指标集

健康教育	自我管理	社会支持
当前获得健康知识的主要途径	是否需要饮食指导	是否需要来自家人、朋友的支持和帮助
希望获得健康服务的途径(电视网络、微信/QQ、手机APP、报纸、书籍、讲座咨询等)	是否需要生活方式指导	是否需要来自社区的支持
希望获得的健康知识内容(高血压的诊断、预防和风险因素等)	是否需要心理指导	
	是否需要运动指导	

2. 过程评估 过程评估是从管理服务提供方的角度开展,包括服务提供的数量、方式、覆盖程度等角度。运用边界分析法,当文献/文件/指南阅读达到第17篇时,提及的过程评估指标数达到饱和,共收集到23个评估指标,如图4-6所示。

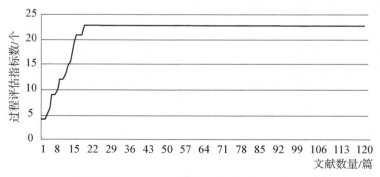

图4-6 社区高血压高危人群管理过程评估指标收集饱和曲线

　　过程评估往往围绕管理方法及管理内容来展开,针对不同的管理方法采用不同的评估指标。按照前述提及的 4 类管理方法,将提及的 23 个指标对应至相应的管理方法中,具体如表 4 - 13 所示。在开展健康教育的过程中,通常会以宣传资料发放的覆盖率、讲座次数等作为过程评估指标;当下有很多研究利用微信、微博等新媒体开展健康教育,因而将微信帖子点击数等作为指标。在自我管理和同伴教育中,活动开展次数及参与人数等是常见的评估指标。随访次数、随访方式及人数是随访管理最常见的评估指标。此外,也有将管理对象对管理服务的满意度作为过程评估指标。在具体应用时,需要根据管理工作开展的实际情况有针对性的选择评估指标。

表 4 - 13　社区高血压高危人群管理过程评估的指标集

健康教育	自我管理	同伴教育	随访管理	其他
传统模式				
健康讲座开展次数/参与人数	参与自我管理小组的人数	每年开展活动次数	随访次数	管理服务满意度
健康咨询人数	每年自我管理小组活动开展次数	活动主题数	随访方式	
健康宣传资料发放人数	自我管理手册填写完整率	活动参加人数	随访人数	
培训次数/参与人数	自我管理手册填写人数		随访覆盖率	
全年生活方式指导次数				
生活方式指导受益人数				
发放限盐勺等工具的数量				
新媒体模式				
健康宣传视频发放数				
公众号健康资料发送次数				
健康科普资料点击数				
网络干预系统登录次数				

　　3. 效果评估　在阅读了 121 篇文献/文件/指南资料后,共收集了 43 个提及率较高的效果评估指标(图 4 - 7)。将这些指标进行分类整合,最

终形成了如表 4-14 所示的指标合集。其中,一级指标 4 个,包括生理状况、精神心理状况、知信行状况及社会和家庭状况。二级指标共 12 个,生理状况的二级指标包括生化指标、体格检查及血压状况;精神心理状况的二级指标有情绪与情感、认知功能、压力状况及睡眠状况;知信行状况的二级指标包括知识知晓状况、信念形成状况及行为改变状况;社会和家庭状况主要包括社会和家庭的支持情况。表 4-14 中所列的三级指标并没有将文献资料中出现的三级指标全部罗列,主要列举了资料中提及比例较高的指标,其代表性和认可度均较好。在具体应用的时候还需要根据实际开展的活动来灵活选用。例如,知信行状况的指标,可以根据开展的健康教育活动的方式和宣传的内容设置相应的具体知识的知晓率评估指标。

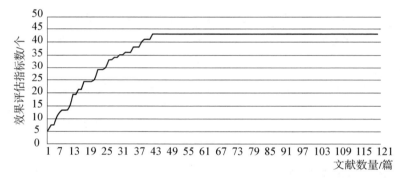

图 4-7　社区高血压高危人群管理效果评估指标收集饱和曲线图

表 4-14　社区高血压高危人群管理效果评估指标集

一级指标	二级指标	三级指标
生理状况	生化指标	空腹血糖、血清胰岛素、血常规、肝功能、血脂水平
	体格检查	身高、体重、BMI、腰围
	血压状况	收缩压、舒张压、高血压发生率
精神心理状况	情绪与情感	生存质量得分、抑郁得分、焦虑得分、自我效能得分
	认知功能	认知功能得分
	压力状况	压力应对方式、压力反应
	睡眠状况	睡眠时间长短和规律性、影响睡眠的原因(家庭因素、躯体疾病、睡眠环境等)

（续表）

一级指标	二级指标	三级指标
知信行状况	知识知晓状况	一般健康知识知晓率、高血压防控相关知识知晓率（发病机制、诊断标准、测量血压的正确方法等）
	信念形成状况	是否相信通过改变不良生活方式等风险因素可以预防高血压的信念形成率等
	行为改变状况	体育锻炼次数和频率（拉伸和力量锻炼、有氧锻炼、日千步当量数、7天身体活动量）、饮酒量、吸烟量、每日食盐摄入量、食用油摄入量、膳食摄入量（谷薯类、肉蛋奶、水果及蔬菜类）等
社会和家庭状况	家庭支持	家庭成员共同参与度与合作度等
	社会支持	参加集体活动的频率、遇到问题时的求助方式等

（七）管理流程

流程是一系列连续、有规律的、逻辑相关的、有序的行动。管理流程是针对社区高血压高危人群开展的一系列活动。根据业务流程管理的理念，结合关键知情人访谈和借鉴高血压防治指南，最终确定了社区高血压高危人群的管理流程，具体如图4-8所示。

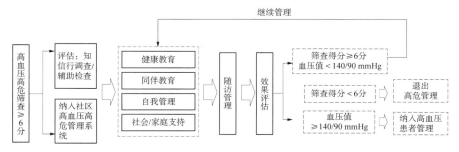

图4-8 社区高血压高危人群管理流程图

首先，利用本研究研制的高血压高危人群筛查评分表对社区居民进行筛查，筛查评分≥6分的，可判断为高血压高危人群，即纳入高血压高危管理系统，并对其进行高血压防控相关的知信行调查和相关辅助检查。纳入管理系统后，根据管理规范对高危人群开展相关的管理活动。例如，健康教育、同伴教育、自我管理等，并定期进行随访及周期性的效果评估。根据评估结果确定管理对象后续的管理方向：①如果筛查评分≥6分且未被诊断为高血压,继续进行高危人群管理;②如果筛查评分<6分,则退出高危人群管理;③如果管理对象被医生明确诊断为高血压,则将其纳入高血压患者管理系统。筛查评分<6分或被诊断为高血压患者的人员可以及时退出高危管理系统。这样的"退出管理机制"可以使高危人群管理系统的人员"有进有出",确保高危人群管理系统持续运作。如果没有退出机制,只是持续不断地筛选纳入新的高危人群,将使得被管理的高危人群数量越来越多,最终可能导致整个管理系统不堪重负。

三、管理规范的论证结果

本部分重点从必要性、可操作性、社区适宜性及系统性等角度,从规范整体及各个要素的内容对形成的社区高血压高危人群管理规范进行论证。论证专家的基本情况详见第二章"三、高血压防控风险因素的论证结果"。在论证过程中,有94.1%的专家针对管理规范提出了意见或建议。

(一)管理规范的整体论证结果

将研制的管理规范作为一个整体从系统性、可操作性、认可度及社区适宜性4个方面进行专家论证(采用5分制),结果显示:系统性方面平均分为4.375分,可操作性方面平均分为4.250分,认可度方面平均分为4.250分,社区适宜性方面平均分为4.125分(表4-15)。4个方面的评分均高于4分,可见论证专家对研制的管理规范整体认可度较高。

表4-15 社区高血压高危人群管理规范的整体论证结果

论证维度	管理规范整体		
	平均值/分	标准差	变异系数
系统性	4.375	0.518	0.118
可操作性	4.250	0.463	0.109
认可度	4.250	0.707	0.166
社区适宜性	4.125	0.641	0.155

(二)管理规范各要素的论证结果

在对管理规范各个要素的具体内容进行论证时,论证专家主要从必要性、可操作性、社区适宜性3个方面进行评分(采用5分制)。本研究认为,当必要性、社区适宜性及可操作性3个方面评分均≥4分时,表明专家的认可度较高。

1. 管理目标的论证结果 管理目标的专家论证结果为：必要性的平均分为 4.875 分；可操作性和社区适宜性的平均分分别为 3.875 分和 3.857 分，虽然这两方面的评分低于 4 分，但必要性方面的评分较高，从管理目标起导向作用的角度，保留管理目标的表述不做修改。

2. 管理主体的论证结果 对于社区卫生服务中心、社区卫生服务站两类管理机构，论证专家必要性、可操作性方面的评分均超过 4 分，认可度较高。

对于社区医生和专职健康教育人员这两类管理人员，其必要性和可操作性方面的评分较高；对于社区护士作为管理人员，必要性评分较高，平均为 4.000 分，但可操作性评分较低，平均为 3.750 分。全科医师团队模式现阶段在社区管理中发挥着越来越重要的作用，而护士恰恰是团队的重要组成人员。因此，仍然保留"社区护士"作为管理主体。

3. 管理对象的论证结果 论证专家对管理对象的必要性平均分为 4.875 分，可操作性和社区适宜性的平均分均为 4.500 分，3 个方面评分均≥4 分，总体认可度较高（表 4-16）。

表 4-16 社区高血压高危人群管理规范中管理目标、管理机构、管理人员、管理对象的专家论证结果

论证维度	管理目标	管理机构		管理人员			管理对象
		社区卫生服务中心	社区卫生服务站	社区医生	社区护士	健康教育人员	
必要性							
平均值/分	4.875	4.750	4.750	4.750	4.000	4.857	4.875
标准差	0.354	0.463	0.463	0.463	0.926	0.378	0.354
变异系数	0.073	0.097	0.097	0.097	0.231	0.078	0.073
可操作性							
平均值/分	3.875	4.625	4.375	4.500	3.750	4.429	4.500
标准差	0.641	0.744	0.744	0.756	1.165	0.787	0.756
变异系数	0.165	0.161	0.170	0.168	0.311	0.178	0.168
社区适宜性							
平均值/分	3.857	—	—	—	—	—	4.500
标准差	0.378	—	—	—	—	—	0.837
变异系数	0.098	—	—	—	—	—	0.186

4. 管理内容的论证结果   论证专家对高血压高危人群 3 个方面管理内容的必要性、可操作性、社区适宜性的平均评分均高于 4 分,认可度均较高,具体的专家论证结果如表 4 - 17 所示。

表 4 - 17   社区高血压高危人群管理规范中管理内容的专家论证结果

论证维度	高血压防控相关的知识和信念	血压的监测和管理	风险因素的监测和控制
必要性			
平均值/分	4.875	4.875	5.000
标准差	0.354	0.354	0
变异系数	0.073	0.073	0
可操作性			
平均值/分	5.000	4.875	4.750
标准差	0	0.354	0.707
变异系数	0	0.073	0.149
社区适宜性			
平均值/分	5.000	5.000	5.000
标准差	0	0	0
变异系数	0	0	0

5. 管理方法的论证结果

(1) 健康教育:知识传播的评分无论在必要性方面、可操作性方面,还是社区适宜性方面,平均分均较高,分别为 4.500 分、4.250 分及 4.429 分。

通过发放支持性工具和膳食指导等方式的行为指导的论证结果如下:必要性方面平均分为 4.625 分,可操作性方面平均分为 4.250 分,社区适宜性方面平均分为 4.286 分,总体上 3 个方面的平均分也均较高(表 4 - 18)。

表 4 - 18   社区高血压高危人群管理规范中健康教育的专家论证结果

论证维度	知识传播	行为干预
必要性		
平均值/分	4.500	4.625
标准差	0.756	0.744
变异系数	0.168	0.161
可操作性		
平均值/分	4.250	4.250
标准差	0.886	0.886
变异系数	0.209	0.209
社区适宜性		
平均值/分	4.429	4.286
标准差	0.535	0.756
变异系数	0.121	0.176

（2）同伴教育：同伴教育是高血压高危人群管理方法之一，其必要性方面的平均分为 4.875 分，可操作性方面平均分为 3.875 分，社区适宜性方面平均分为 4.000 分。可操作性的评分相对较低，这与该管理方法需要由高危人群自行组织有一定关系。因此，在采用该方法时，社区医生和社区护士在适当的时候进行必要的组织和指导应能提升其操作性。

（3）创造健康环境：创造健康环境的必要性、可操作性、社区适宜性 3 个方面论证的平均分分别为 4.375 分、3.750 分及 3.571 分。虽然后两者的评分较低，但必要性方面的评分较高，这意味着社区健康环境对预防和延缓高血压的发生至关重要。

（4）自我管理：高血压高危人群自我管理必要性方面的平均分为 4.750 分，可操作性和社区适宜性方面的平均分均为 4.000 分，这也是对"每个人是自身健康的第一责任人"的认可。

（5）随访管理：随访管理的必要性、可操作性、社区适宜性 3 个方面的专家论证平均评分分别为 4.750 分、3.750 分及 3.857 分。后两者的专家论证评分均较低，与当前社区高血压管理常规工作中对高危人群的管理尚未重视且普遍未开展有关系。从"关口前移"的角度，将高危人群的随访管理作为常规工作内容势在必行（表 4-19）。

表 4-19　社区高血压高危人群管理规范中同伴教育、创造健康环境、自我管理、随访管理的专家论证结果

论证维度	同伴教育	创造健康环境	自我管理	随访管理
必要性				
平均值/分	4.875	4.375	4.750	4.750
标准差	0.354	0.916	0.463	0.463
变异系数	0.073	0.209	0.097	0.097
可操作性				
平均值/分	3.875	3.750	4.000	3.750
标准差	0.835	0.886	0.926	1.035
变异系数	0.215	0.236	0.231	0.276
社区适宜性				
平均值/分	4.000	3.571	4.000	3.857
标准差	0.816	0.787	0.816	0.900
变异系数	0.204	0.220	0.204	0.233

6. 管理频次的论证结果

（1）健康教育：健康教育"至少一季度1次"的必要性评分最高为5.000分，其次社区适宜性评分为4.571分，可操作性评分为4.500分，3个方面评分均较高。

（2）自我管理：自我管理"一季度组织1次"的必要性、可操作性、社区适宜性3个方面的平均分分别为4.750分、4.375分及4.286分，专家的总体认可程度较高。

（3）同伴教育：同伴教育"建议每月1次"的必要性、可操作性、社区适宜性3个方面的平均分分别为4.500分、3.750分及4.143分，其必要性和社区适宜性的认可度均较高。

（4）随访管理：定期随访管理"至少一季度1次"的必要性平均分为4.625分，可操作性平均分为4.375分，社区适宜性平均分为4.429分，3个方面评分均较高。

管理频次的论证结果具体如表4-20所示。

表4-20　社区高血压高危人群管理规范中管理频次的专家论证结果

论证维度	健康教育	自我管理	同伴教育	随访管理
必要性				
平均值/分	5.000	4.750	4.500	4.625
标准差	0	0.707	0.926	0.744
变异系数	0	0.149	0.206	0.161
可操作性				
平均值/分	4.500	4.375	3.750	4.375
标准差	0.926	0.916	0.707	0.744
变异系数	0.206	0.209	0.189	0.170
社区适宜性				
平均值/分	4.571	4.286	4.143	4.429
标准差	0.787	0.951	0.900	0.787
变异系数	0.172	0.222	0.217	0.178

7. 管理评估的论证结果　本研究中的过程评估指标的必要性、可操作性、社区适宜性的平均评分分别为4.500分、3.625分及4.000分。其中，可操作性的认可度较低，这提示在高危人群管理实施中要加强过程资料的收集和关键质量的把控，以提升最终的管理效果（表4-21）。

表4-21　社区高血压高危人群管理规范中管理评估、管理流程的专家论证结果

论证维度	过程评估 维度和指标	效果评估 维度和指标	管理流程
必要性			
平均值/分	4.500	5.000	4.625
标准差	1.069	0	0.518
变异系数	0.238	0	0.112
可操作性			
平均值/分	3.625	4.500	4.250
标准差	1.188	0.926	0.886
变异系数	0.328	0.206	0.209
社区适宜性			
平均值/分	4.000	4.714	4.286
标准差	1.414	0.756	0.756
变异系数	0.354	0.160	0.176

效果评估指标的必要性、可操作性、社区适宜性3方面的专家评分分别为5.000分、4.500分及4.714分,总体认可度较高。

8. 管理流程的论证结果　对于管理规范中的管理流程,论证专家在必要性、可操作性及社区适宜性方面的平均评分分别为4.625分、4.250分及4.286分,表明论证专家对构建的管理流程较为认可。

四、小结与讨论

本研究运用边界分析、焦点组访谈等方法,明确了管理规范的7个要素,分别是管理目标、管理主体、管理客体、管理方法和内容、管理时间和频次、管理评估及管理流程,并在此基础上构建了管理规范框架。基于规范的框架和7个要素,遴选了社区高血压高危人群管理规范各要素的具体内容。例如,管理机构确定为社区卫生服务机构,管理内容确定为高血压相关知识和信念、血压的监测和管理及高血压风险因素的监测和控制3个方面,管理方法总结为健康教育、同伴教育、自我管理、创造健康环境和随访管理五大类,最终形成了高血压高危人群管理规范。专家论证结果显示,规范整体和各要素的平均得分均大于4分(满分5分),认可度较高。

集成管理规范有助于高血压高危人群的系统干预。目前,还未见专门针对高血压高危人群的管理规范和指南,虽然有研究者采用聚焦解决模式、慢病照护模式及纽曼保健模式等对高危人群进行了干预研究,但仍强调的是干预方法和干预内容,也并未呈现管理模式的具体研制过程。本研究集成常见的管理要素,结合高血压高危人群的管理特点,研制了社区高血压高危人群管理规范,界定了每个要素的内涵和具体内容。人员方面,对管理人员和机构、管理对象都进行了定义,各类人员的职责任务清晰;流程方面,从管理对象入选开始,到管理方法和内容,到定期随访和评估,整个过程中关于"该如何做、谁来做、何时做及做到什么程度"等问题,管理规范都进行了详细的阐述。本研究的管理规范针对的是社区高血压高危人群,社区卫生服务中心为管理机构,社区医生及护士为主要管理人员,健康讲座和自管小组等也是适合在社区开展的干预活动,确保了管理规范具有社区适宜性。后续的干预过程评价结果也显示了管理规范良好的可操作性。因此,相较当前已有的高血压高危人群管理研究或管理建议,本研究所研制的管理规范具有良好的系统性和完整性,部分弥补了高血压高危人群管理领域存在的不足。规范中明确的操作流程对有效管理社区高血压高危人群具有重要参考价值。

第五章

社区高血压高危人群的干预实施

实践是检验真理的唯一标准。研制形成的筛查评分表和管理规范还需经过社区的实证检验,发现实施中存在的困难和障碍,并进行相应的调整与优化,才能确保研制的评分表和管理规范更具可操作性。本章首先将形成干预方案;其次,在上海市长宁区某样本社区开展为期1年的、设立平行对照的社区干预研究(干预研究设计详见第七章"社区干预现场调查"),干预组采用本研究研制的管理规范进行管理,对照组仍沿用现有的社区高血压高危人群管理方式。最后,记录干预实施的全过程,开展干预的过程评价,通过关键知情人访谈,明确并分析实施过程中遇到的问题、障碍及解决办法,优化和完善管理规范。

一、干预方案拟定的思路和过程

(一) 干预方案拟定的思路

围绕已研制的管理规范,结合干预社区的实际情况,形成干预实施的干预方案,这是指导管理规范在社区具体开展的操作指南。

依据 5W1H 分析法,即何人(Who)、何事(What)、何时(When)、何地(Where)、干预目的(Why)及如何(How),在干预方案中应能够明确如下内容:干预的总体目标是什么(Why)? 哪些机构及人员提供管理服务、哪些人被管理(Who)? 提供哪些服务内容(What)? 干预的时间和地点(When & Where)? 干预的具体流程和步骤(How)? 如何进行干预的过程评估和效果评估? (图 5 - 1)

(二) 方案初稿的形成和论证

依据干预方案拟定的思路和框架,本研究形成了干预方案的初稿,主要包括干预目标、干预人员和干预对象、干预方法和内容、干预流程、干预

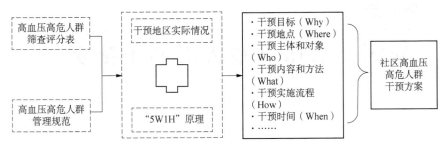

图 5-1　社区高血压高危人群干预方案拟定思路图

评估 5 个方面。

　　干预方案初稿形成后,分别于 2019 年的 4 月和 7 月邀请了高校高血压防控的研究者、长宁区疾病预防控制中心和样本社区卫生服务中心高血压防控实践工作的一线人员进行了两次论证会,对社区干预方案初稿进行论证、补充和完善,使其更具科学性、可操作性。

　　1. 干预人员　论证专家认可由社区卫生服务中心的全科医生担任主要干预管理人员、课题组成员协助干预实施的安排形式。但论证专家提出在干预实施的各个环节中,全科医生和课题组成员之间的责任和分工还不够清晰,应该将各项事务的负责人确认清楚,以便顺利推进干预实施并进行质量控制。

　　2. 干预对象　论证专家认为性别和年龄构成是影响干预效果的重要因素,建议在进行干预组和对照组对象选取的时候,需要兼顾样本社区在管的"高血压高危人群"的性别、年龄结构,使干预组和对照组各年龄组具有可比性,性别间也有可比性。

　　3. 干预方法　针对拟通过建立微信群的方式对干预对象进行管理,论证专家认为将所有干预对象放在一个大群里不利于管理,干预效果可能会打折扣。建议根据不同全科医生所在的团队建立相应的干预小组后分别建立微信群,微信群的管理工作也由相应的全科医生负责。同时,有部分论证专家认为虽然微信是非常便捷的通信工具,合理使用可以给干预工作带来很多便利,但根据实际工作经验,由于居民对于隐私的顾虑以及部分干预对象不会使用微信,微信在干预中的使用可能会遇到一定障碍,建议在此基础上辅以短信告知的方式。

论证专家认为线下健康讲座仍然是效果良好的健康教育手段,但是参与人员可能大多为老龄退休人群,而目前还在工作,特别是较年轻的干预对象参与讲座的可能性较小。因此,可能需要利用微信短视频等其他途径加强对无法参加讲座的干预对象的干预工作。

论证专家认为填写自我管理卡是一个很好的促进干预对象进行自我管理和监测的手段,但不能等到1年干预结束后再统一回收自我管理卡。建议可以每月或者每季度回收一次,确保干预对象能够按时填写。例如,在开展健康讲座时可以一并回收自我管理卡。

4. 干预时间 论证专家建议开展频次相同的干预手段或活动可以选择在同一时间点进行,以提高全科医生操作的便捷性和干预对象的依从性。例如,每季度进行1次的随访评估、健康讲座等,可以固定在入组后的第3、6、9、12个月末进行,在健康讲座结束后,对来参加讲座的人员进行集体随访,以节省管理人员的时间和精力。

5. 干预评估 在评估社区高血压高危人群的管理需求时,可以增加新媒体的内容。例如,可以调查干预对象获取高血压健康知识的来源,是否包括朋友圈、电视养生节目等途径;关注了哪些健康相关的微信公众号,这些公众号是药厂、医疗机构,还是科研机构。

为了确保全科医生能更清晰地开展干预工作,建议课题组应提前准备好各项表格和干预工具的使用清单,以便全科医生明确什么时候该使用哪种评估工具、发放哪种调查问卷。

二、干预方案要素的阐述

结合论证专家的意见与建议,在对干预方案初稿进行多轮次的修改与完善后,最终确定了本研究的社区高血压高危人群干预方案包括6个方面内容,分别是干预目标、干预人员和干预对象、干预方法和内容、干预频次、干预流程、干预评估。

(一) 干预目标

本研究通过在样本社区实施由课题组研制的高血压高危人群管理规范,期望能够达成如下目标。

一是规范社区高血压高危人群管理工作,为高危人群提供连续、方便可及的服务,改善高血压高危人群的知信行水平,不断降低高血压风险因素带来的风险,降低和延缓高血压疾病的发生。

二是通过对高血压高危人群的"早发现、早管理、早干预",在减少高血压疾病发生的同时,减轻社区高血压患者管理的工作量,也有助于减轻高血压带来的经济负担。

(二)干预人员和干预对象

1. 干预人员　本研究的干预现场为社区卫生服务中心,干预服务提供人员主要为样本社区的全科医生,他们对社区居民的情况较为熟悉,也具有丰富的社区慢性病管理经验。

2. 干预对象　本研究的干预对象为社区高血压高危人群,即利用本研究研制的高血压高危人群筛查评分表筛出(筛查评分≥6 分),同时符合纳入和排除标准的高危人群。

(三)干预方法、内容和频次

本研究的干预方案中,干预方法主要有 3 种,分别为健康教育、随访管理及自我管理(表 5 - 1),具体的干预内容、频次如下文所述。

表 5 - 1　社区高血压高危人群干预方法、内容和频次一览表

干预方法	干预内容	具体形式	干预时间和频次
健康教育	高血压的诊断标准、发病原因、特点以及风险因素等知识	举办健康讲座	1 次/季度(入组后第3、6、9、12 个月末)
	血压的正确测量以及血压监测的意义	发放健康宣传折页	1 张/月
	高血压风险因素的控制:控制油盐摄入、限酒、坚持长期运动、平衡良好心态和充足睡眠等	微信群健康科普	1 次/月
		知识测试(微信群推送)	1 次/季度(入组后第3、6、9、12 个月末)
随访管理	基本信息检查项目情况风险因素进展情况健康行为情况	集体随访、线上随访、电话随访、上门随访	1 次/季度(入组后第3、6、9、12 个月末)
自我管理	自身的体力活动、饮食、吸烟、饮酒、体重控制、睡眠等相关指标的变化情况	高血压高危人群健康自测表填写	1 次/月

1. 健康教育　健康教育的内容主要包括以下 3 个方面：①高血压防控相关的知识和信念，包括高血压的定义和诊断标准、临床并发症和特点等；②血压的监测和管理，包括定期血压测量的重要性和必要性、血压测量的正确方法、血压测量的频率、家庭自测血压的注意事项、如何进行长期血压监测；③高血压风险因素的监测和控制，包括日常监测体重、监测血脂情况、监测精神压力现状、监测睡眠情况、纠正不良生活方式、正确使用限盐勺/控油壶、科学戒烟限酒、合理释放压力及坚持定期随访等。

健康教育主要通过传统方式和新媒体结合的形式开展，主要包括社区健康讲座、宣传折页、微信平台健康知识科普和知识测试 4 种形式。

（1）健康讲座

线下健康讲座仍然是目前社区健康教育与促进的重要手段，主讲者和居民之间可以面对面交流互动，使得知识和技能的传播更有效率。因此，在本次社区干预方案中，仍然将开展健康讲座作为一个重要的干预方式。

内容：围绕前述提及的三个方面内容，结合社区人群实际情况和需求，由课题组和社区全科医生共同商议决定。各干预小组每次讲座的主题和内容应保持一致。

形式：以全科医生工作室为单位，每次举办 6 场线下讲座，每场约 50 人，由各干预小组负责管理的全科医生组织开展。

频次：每季度 1 次，即在干预的一年时间里，共开展 4 次线下健康讲座，分别在入组后第 3、6、9、12 个月末时进行。

（2）宣传折页

虽然在新媒体时代，大量的健康科普知识可以通过微信、微博等载体在人群中进行传播，但对于年龄较大、不会或不能熟练使用电子设备的居民来说，纸质宣传折页仍然是一个有效的传递健康知识的媒介。

内容：折页内容主要包括高血压防控相关知识、血压测量及风险因素控制的方法等。折页的语言应简洁易理解，同时可适当使用卡通图像，使折页图文并茂，具有更强的可读性。

形式：共为干预组成员发放 12 张（1 张/月）宣传折页（示例详见附件 5）。

频次：基线期以及入组后第 4、7、10 个月时，每次发放 1 个季度的宣传折页（结合随访管理时间）。

（3）微信群健康科普宣传

微信是当前我国使用最普遍的通讯软件，很多居民都利用微信来获取各类信息。因此，建立干预组微信群，群发高血压防控相关的科普贴子或视频，能够丰富健康教育的方式。

内容：高血压防控相关的科普贴（来源具有权威性）、健康讲座 PPT 等。

形式：由各干预小组负责管理的全科医生建立微信群，各小组的干预对象以自愿为原则加入微信群。由课题组成员和全科医生共同筛选健康科普内容，并发送到微信群内，引导干预对象阅读和学习。每个月各干预小组微信群推送的内容相同。

频次：每月月初推送，共 12 次。

（4）知识测试

课题组成员根据健康讲座内容、宣传折页内容和微信群内推送的资料，编写简单的测试题，利用问卷星推送到微信群里，以检验干预对象健康相关知识的学习情况。

形式：每次 5 个题目（选择题或判断题），难度设置适中。

频次：每季度一次（每个季度末推送），一共 4 次。

2. 随访管理

（1）内容：随访内容主要包括以下 3 个方面。

一是干预对象的检查项目信息。例如，身高、体重、收缩压/舒张压、腰围等。

二是干预对象高血压风险因素的进展情况，包括血脂异常、糖尿病、BMI 的情况等。

三是干预对象的健康行为情况，包括体力活动、精神压力现状、饮食、油盐摄入情况、体重控制情况、睡眠状况、吸烟和饮酒状况等。

（2）形式：由负责干预的全科医生组织开展，可以采取如下 4 种方式进行。

集体随访：全科医生可在开展线下健康讲座时，召集干预对象面对面完成随访卡（见附件 7）的填写工作。面访结束后，全科医生可当场为干预对象发放小礼品。

线上随访：若干预对象未能参加线下集体随访，全科医生可以将随访内容推送至微信群，和干预对象一起线上完成随访卡的填写。

电话随访:若干预对象未能参加集体随访,也未能进行线上随访,则由全科医生通过电话随访的方式完成随访卡的填写。

上门随访:若上述 3 种方式都未能完成随访卡的填写工作,则由全科医生根据干预对象的家庭住址上门完成随访卡的填写。

(3) 频次:分别于入组后第 3、6、9、12 个月末进行,共随访 4 次。

3. 自我管理

(1) 内容:干预对象自行记录自身的体力活动、饮食、吸烟、饮酒、体重控制及睡眠等相关指标。

(2) 形式:干预对象每个月自行填写高血压高危人群健康自测表(见附件6);每月月末全科医生提醒和督促干预组对象填写当月的健康自测表,对填写完成的卡片拍照,并上传到微信群内完成打卡;对按时完成打卡的干预对象适当进行鼓励。

(3) 频次:每月 1 次,共需填写 12 次。

(四) 干预流程

利用本研究研制的《高血压高危人群筛查评分表》(附件2)在样本居委筛选出合格的研究对象,然后分别对干预组和对照组的研究对象开展相应的管理,具体如表 5-2 所示。

表 5-2 社区高血压高危人群干预流程表

对象	时期	步骤	内容	工具
干预组对象	基线期	步骤一	征得同意纳入研究	知情同意书
		步骤二	高血压风险因素调查	风险因素调查表(附件3)
		步骤三	高血压知信行调查	知信行调查表(附件4)
		步骤四	健康讲座课程安排	
			发放高血压健康知识折页	宣传折页(附件5)
			发放健康自测表	健康自测表(附件6)
		步骤五	建立高血压高危人群管理微信群	微信软件
	干预期	步骤一	于入组第 3、6、9、12 个月末开展健康讲座	健康讲座相关材料
		步骤二	于入组第 1、2、3、4、5、6、7、8、9、10、11、12 个月分别发放健康宣传折页,微信群推送健康宣传资料、题库	纸质版健康宣传折页(附件5) 电子版高血压相关健康宣传资料(科普贴等)

（续表）

对象	时期	步骤	内容	工具
		步骤三	于入组第 3、6、9、12 个月末进行干预组微信群知识测试	知识测试题目
		步骤四	于入组第 3、6、9、12 个月末进行随访管理评估	随访管理卡（附件 7）
		步骤五	于入组第 1、2、3、4、5、6、7、8、9、10、11、12 个月分别填写健康自测表	健康自测表（附件 6）
	终末期	步骤一	高血压高危筛查评分	高危筛查评分表（附件 2）
		步骤二	高血压风险因素调查	风险因素调查表（附件 3）
		步骤三	高血压知信行调查	知信行调查表（附件 4）
对照组对象	基线期	步骤一	征得同意纳入研究	知情同意书
		步骤二	高血压风险因素调查	风险因素调查表（附件 3）
		步骤三	高血压知信行调查	知信行调查表（附件 4）
	干预期	—	按现有社区管理方式进行	—
	终末期	步骤一	高血压高危筛查评分	高危筛查评分表（附件 2）
		步骤二	高血压风险因素调查	风险因素调查表（附件 3）
		步骤三	高血压知信行调查	知信行调查表（附件 4）

1. 干预组管理流程

（1）基线期：在征得干预对象的知情同意后，将其纳入干预组进行管理。在正式干预前，首先利用高血压高危人群风险因素调查表和知信行调查表对入组对象展开调查，主要了解干预对象的风险因素现状及高血压知信行情况。其次，发放健康讲座安排表、健康自测表及高血压健康宣传折页等资料。

（2）干预期：在干预对象正式入组后，按照干预方案中确定的干预方法、内容和频次，在相应的时间点开展不同类型的干预活动，包括每季度一次的健康讲座、知识测试和随访管理评估及每月发送一次健康科普微信帖、每月填写健康自测表。

（3）终末期：干预结束后，对干预对象再次利用高危人群筛查评分表、风险因素调查表和知信行调查表进行调查，评估干预后的筛查评分、风险因素和知信行状况。

2. 对照组管理流程　对照组的入组流程与干预组相同，在基线期和终末期也同样进行高血压风险因素调查和高血压知信行调查。对照组在干预期间仍沿用现有的社区高血压高危人群管理方式,即半年随访一次。

(五)干预评估

干预评估按照过程评估和效果评估两个阶段来实施。过程评估是在干预过程中对整个实施过程进行全记录,包括各项干预活动、内容的完成情况并评判是否符合要求,以及实施中遇到的问题、障碍和相应的解决措施与方法,为完善和优化管理方案提供基础。效果评估则是利用相关评价指标,评估干预实施的效果。

1. 过程评估　过程评估主要针对 3 类干预方法展开,每季度进行 1次,由管理干预小组的全科医生填写干预过程记录表(附件 8)。

(1)健康教育:健康教育的过程评估指标包括每季度健康讲座主题与参与人数、每月健康折页发放份数、微信科普贴推送次数和健康知识测试问卷回收数等。

(2)随访管理:随访管理的过程评估指标主要有实际随访率、随访管理卡的信息填写完整率。

(3)自我管理:自我管理的评估指标包括健康自测表填写人数及健康自测表填写完整率等。

2. 效果评估

(1)评估维度:从高血压发生率、高血压知信行、高血压风险因素等 3个方面评估干预组和对照组在干预实施前后自身的变化情况和两组间的差异对比。

(2)效果指标:与评估维度相对应,效果指标主要包括 3 类:①血压情况,如高血压发生率等。②高血压知信行情况,如高血压防病知识/风险因素知晓率、高血压防病信念形成率、健康行为形成率等。③风险因素控制情况,如糖尿病发生率、高血脂发生率、BMI、腰围和高危筛查评分情况等。

(3)评估时间和方式:在基线期(T_0)和终末期(T_{13})利用《高血压高危人群风险因素调查表》(附件 3)和《高血压高危人群知信行调查表》(附件 4)对干预组和对照组对象进行问卷调查。

三、干预实施状况与过程评价

(一) 干预实施状况

1. 前期培训　基线调查开始之前,课题组对参与干预工作的样本社区卫生服务中心的全科医生进行了统一培训,使其充分了解项目背景和整体干预方案,掌握筛查和干预的流程,掌握各类表格的内容和填写规则。

2. 组织实施　干预研究由课题组和样本社区卫生服务中心全科医生共同组织开展。2019 年 9 月期间进行了高危人群的筛查工作和基线调查,最终纳入了符合条件的高危人群 607 人,其中干预组 303 人,对照组 304 人。

2019 年 10 月至 2020 年 11 月为干预实施期间(由于新冠疫情导致一些干预工作延迟,整个干预期比原计划延长了 2 个月)。在实施干预的 1 年时间里,课题组按照拟定的干预方案有序推进各类干预工作的实施,完成了大部分的干预内容和工作。由于干预期间遇上了新冠疫情,原本拟定开展的线下健康讲座或聚集性的干预工作受到了限制,随访管理主要以电话随访和线上随访的方式进行,集体随访和上门随访等无法进行。

2020 年 11 月,开展终末期评估,由社区卫生服务中心的全科医生和课题组成员对干预组和对照组再次进行高血压风险因素调查和高血压知信行状况调查。

(二) 干预过程评价

1. 健康教育的完成情况评价

(1) 宣传折页发放情况:整个干预期,共针对干预组 303 名干预对象发放了健康宣传折页 303 册(每册 12 页),覆盖率达到 100%。图 5 - 2 为健康宣传折页部分截图。

(2) 健康讲座开展情况:干预研究于 2019 年 10 月启动,但 2020 年初新冠疫情暴发,根据疫情防控要求,社区线下健康讲座无法正常开展。因此,在本次干预期间,没有开展健康讲座。

(3) 微信群健康科普情况:根据干预方案,由 3 个干预小组负责管理的全科医生分别建立 3 个微信群,每月推送一次健康科普帖。因为新冠疫情不能开展线下健康讲座,故从干预实施第 3 个月开始,每月推送 2

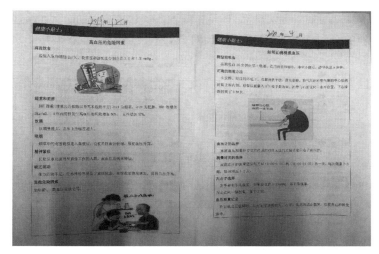

图5-2　高血压健康宣传折页部分截图

次,全年共推送 22 次,如表 5-3 所示。微信群科普帖推送的部分截图如图 5-3 所示。

表5-3　微信群健康科普开展情况

干预小组	计划推送次数/次	实际推送次数/次	完成率/%
a 居委	12	22	183.3
b 居委	12	22	183.3
c 居委	12	22	183.3

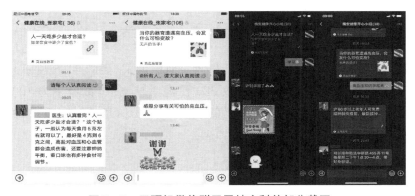

图5-3　干预组微信群开展健康科普部分截图

2. 随访管理的完成情况评价　由表 5-4 可见,在整个干预过程中,负责管理的全科医生每季度对干预对象进行 1 次随访,全年共 4 次,达到干预方案目标。前 3 个季度的随访率均达到 100%,第 4 季度有 1 个干预对象去世而失访,故随访率为 99.7%。每个季度的随访管理卡信息填写完整率较高,均在 97% 以上。图 5-4 是填写完整的随访管理卡的部分截图。

表 5-4　干预组随访管理开展情况

随访时间	随访人数	随访率/%	管理卡信息填写完整份数/份	信息填写完整率/%
2020 年 1 月	303	100.0	295	97.4
2020 年 4 月	303	100.0	297	98.0
2020 年 7 月	303	100.0	300	99.0
2020 年 11 月	302	99.7	299	98.7

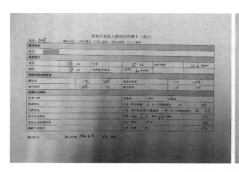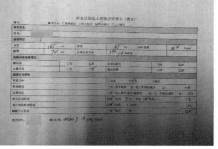

图 5-4　填写完整的随访管理卡截图

3. 自我管理的完成情况评价　在干预开始时,全科医生将《高血压高危人群健康自测表》(附件 6)以 12 份为一册的形式(如图 5-5 所示),给每个干预对象发放 1 份,共计发放 303 份健康自测表,覆盖率为 100%。干预结束后,共计回收 278 份自测表,其中 211 份信息填写完整,占回收自测表份数的 75.9%。

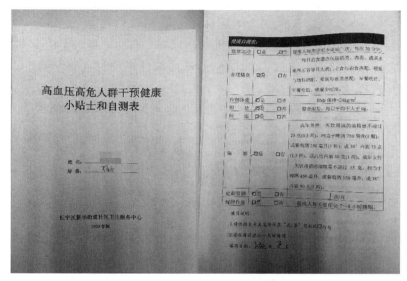

图 5-5　健康自测表封面和干预对象填写完整的自测表截图

四、干预实施过程中的问题和障碍

为进一步完善和优化研制的管理规范,课题组对 3 名参与干预组管理的全科医生、1 名社区卫生服务中心负责人及 3 名高血压高危人群进行了定性访谈,了解他们在干预期间遇到的问题和障碍、如何进行改进及对管理规范的完善建议。

(一) 全科医生及负责人遇到的问题和障碍

1. 健康自测表的问题设置有待改进　有的全科医生认为,给干预对象发放的健康自测表中,有些问题设置不够合理。例如,回顾的时间是过去 1 个月,可能高危人群想不起来这么长时间的情况,建议改为回顾 1 周的情况;其次,部分的概念定义不清楚。例如,没有对"运动"进行准确定义。

"询问的是过去 1 个月的情况,但实际上很多人只能记住最近 1 周的情况,他们填写的也是最近 1 周的情况,回顾时间太长数据就不准确了。比如,睡眠情况可用"每周失眠几次"来反映。"

"运动概念不清楚,我们认为出门买菜/遛弯也是运动,但老年人认为这些都不算,只有狭义的运动才是运动。因此,建议改为"每天静坐时间多久?"

2. 部分微信健康宣传贴内容太过学术化　有些全科医生认为发送的健康宣传帖的部分内容过于学术化,会造成部分干预对象阅读困难,难以理解其内容,影响干预效果。

"之前有帖子出现过 A 型性格的人更容易患高血压的内容,有的人以为是指 A 型血血型。"

"首先要选择具有权威性、接受度高的公众号,然后发布的内容要言简意赅、图文并茂,最好不要用学术性的词语。"

3. 较年轻的高危人群更难管理　全科医生认为比较年轻的干预对象因为没有相关症状,也就意识不到未来罹患高血压的严重性,因此接受干预随访的配合度较低。

"他们年纪较轻,又没有什么症状,没有感到不舒服,所以这类人比较难以管理,随访的配合度较低,你要让他来参加讲座什么的,那就更不可能了,他们要上班,也没有时间。"

4. 社区卫生服务中心管理人员数量不足　当前,上海市对高血压高危人群的管理要求相对简单,只需要每半年进行 1 次随访,而且管理的人数较少。但如果将社区里的高血压高危人群全部纳入管理,按照本研究的干预方案,每季度随访 1 次,将会导致工作量剧增,从而出现严重的人力不足问题,最终影响工作的顺利开展。

"如果政策要求一下子把高危人群全部纳入,工作量会加大很多,这样肯定不行,我们人不够。但是在现在系统中高危人群的基础上,每年新增 10% 是可行的。而且最好是有人可以专门负责这部分的工作,专员专职,以小区为单位建群、随访管理。"

5. 利用微信等线上管理是良好的手段　社区卫生服务中心的负责人表示,各个年龄段的高危人群使用微信的比例都很高,在自愿的情况下拉进微信群进行管理,一方面可以进行健康教育,另一方面可以督促定期测量血压。通过微信不仅可以拉近医患之间的关系,也可以随时联系到患者,便于管理。但是也有全科医生提到,有的居民因为隐私等原因,不太愿意加微信群。

"我们通过微信/电话提醒对方测量血压,并告知测量血压的地点。

我觉得可以一个小区建一个微信群,便于通知信息。比如,我下周三要去这个小区量血压,我在朋友圈发了消息后,看到的人会互相通知。我们也有一个联动的群组,包括居委会、家庭医生、物业及民警,我们的消息可以做到联通。"

（二）高血压高危人群遇到的问题和障碍

1. 缺乏常用的测量工具　有干预对象表示,家里没有配备血压计、体重秤等工具,因此偶尔会漏填每月健康自测表中的血压值和体重。同时由于没有限盐勺等工具,干预对象表示无法判断饮食中的盐摄入是否超标。

"我也不知道每天吃盐有没有超过6g,估不出来的。"

2. 调查问卷及健康自测表的题目设置有不合理处　调查问卷以及健康自测表里有涉及饮食和运动情况的问题,但是因为题目表述不够准确,干预对象反映填写时会比较困惑。例如,饮食口味的选项有偏咸、适中和偏淡,但不知道应该按照哪个标准来判断比较合适。

"我觉得每个人的口味是比较主观的,我觉得合适,但是我女儿觉得咸,所以这个不好说的。"

3. 微信等现代通信工具的使用具有两面性　文化程度较高和年纪较轻的干预对象往往表示微信是一个比较好的干预工具。一方面,可以自己关注感兴趣的公众号获取健康知识;另一方面,高危人群管理群可以起到一个相互提醒和督促的作用,如果有问题还可以及时和群里的全科医生进行沟通。但是也有干预对象表示自己不会用微信,或者是表示不喜欢受到微信群信息的打扰。

"我眼睛不好,看不清楚,不会用微信。"

"加的微信群太多了,我也看不过来,每天消息太多也烦人。"

五、干预方案和管理规范的优化

（一）干预方法的优化

针对当前干预方案中健康教育活动的行为指导欠缺的问题,课题组在这部分增加了发放限盐勺/控油壶等支持性工具,并开展体育锻炼课程指导等内容。

根据访谈对象的反馈,不同年龄的高危人群有各自偏好的干预方法。

例如,年龄较大的高危人群比较喜欢传统的干预方式,而年纪较轻的人群更愿意使用微信等方便快捷的工具。因此,为了提高干预措施的覆盖面和接受度,可对不同人群采取不同的干预方式,提高干预效果。

(二) 干预评估的优化

根据管理人员和高危人群的反馈,针对评估工具中一些指标定义不明确的问题给予修正,对饮食和运动等情况均给出了准确定义。同时,在评估睡眠情况、运动情况等行为状况时可以采用合适的量表进行评价。

六、小结与讨论

基于已研制的管理规范,结合干预社区的实际情况,依据 5W1H 分析法,拟定了干预方案初稿,在经过多次专家论证后,确定最终的干预方案主要包括以下 6 个要素:干预目标、干预人员和干预对象、干预内容和方法、干预频次、干预流程、干预评估。在为期 1 年的社区干预过程中,各项干预活动开展良好,完成了大部分既定干预任务。发放了健康宣传折页303 册,覆盖率达到 100%;全年共推送高血压健康科普微信帖 22 次;前 3个季度的随访率均达到 100%,第 4 季度因研究对象去世失访,随访率为99.7%,每季度的随访表信息填写完整率均在 97% 以上;共发放了 303 份《健康自测表》,覆盖率为 100%,自测表回收率为 91.7%,信息填写完整率为 75.9%。在干预结束后通过对全科医生、高危人群的定性访谈发现主要的困难和障碍有:调查问卷、健康自测表的部分问题设置有待改进、部分微信健康贴内容过于学术化、较年轻的高危人群更难管理、对使用微信群管理的态度呈现两极化。

形成的干预方案具有社区适宜性和可操作性。一个好的干预方案是干预工作顺利开展的重要基础。这里的"好"指的是应具有干预要素齐全、职责清晰、实践指导性强等特点。目前,几乎未见针对高血压高危人群开展的干预方案研制,但有部分研究对糖尿病和产后抑郁者的干预方案研制进行了阐述和论证。本研究是在形成了社区高血压高危人群管理规范的基础上,结合干预社区的实际情况,拟定了社区干预方案,并对方案进行了多轮专家论证,保证了方案的全面性、社区适宜性和可操作性,对干预人员、干预对象、干预方法和内容、干预时间和频次、干预流程和干预评估都进行了详细阐述,对指导社区开展高危人群管理具有重要的实践意义。同时,本研究的干预实施过程评价结果显示,健康教育、自我管理和随访管理等干预活动的实施情况良好,也证实了干预方案具有良好的可行性和可操作性。

高危人群干预方案的研制需重视可操作性和可持续性。当前社区卫生服务中心的全科医生日常管理工作任务繁重,而高血压高危人群的数量庞大,如果要在短期内将所有高危人群筛查出来并纳入管理,这会给社区和管理人员带来巨大挑战,容易出现严重的人力不足等问题。如果要实施长期管理,可以考虑每年按照一定比例将高危人员纳入管理系统,同时根据实际情况增加专职管理人员,以保证管理工作能够持续开展。梁晓华等也提出可以根据辖区人口密度增加管理人员编制。同时,不同年龄的干预对象有各自更愿意接受的干预方式。例如,年龄较大的高危人群比较喜欢传统的干预方式,而年纪较轻的人群更愿意依托微信等方便快捷的工具开展干预活动。因此,在制订干预方案时宜针对不同人群进行精准干预。

第六章

社区高血压高危人群干预的效果评价

效果评价是为了明确采用管理规范中的各项措施实施社区干预后的效果,据此检验是否能够达成"预防或延缓高危人群发展为高血压"的目的。本章主要采用双重差分(differences-in-differences,DID)分析的思路,比较血压状况、高血压相关知信行状况、高血压风险因素控制状况在干预实施前后干预组和对照组人群之间的差异,据此评价干预的净效应。

一、高危人群干预效果评价的思路

本研究主要从高血压发生状况、知信行状况和风险因素状况在干预实施前后的变化情况来评价干预效果。在分析过程中,首先对干预组和对照组自身在干预前后发生的变化进行比较,其次利用双重差分分析的思路,对干预组和对照组在干预前后的净值差值进行比较,检验本研究的管理规范和干预措施对干预对象的血压、知识知晓率、信念和行为形成率以及风险因素状况的净效应。

二、样本地区和人群基本情况

(一) 调查地区基本情况

本研究的样本社区为上海市长宁区所辖街道,辖区面积 2.2 平方公里。2019 年,常住人口 8 万余人,其中辖区户籍人口数为 63 749 人,人均国内生产总值 23.78 万元,下辖 17 个居委。

(二) 调查对象一般情况

干预组和对照组在性别、年龄、民族、婚姻、学历和个人年收入等方面的分布无显著差异,在保险类型、居住人口数和职业这 3 个方面略有差异。由表 6-1 可知,干预组和对照组的男女比例各占约 50%,平均年龄

分别为(63.0±0.63)岁和(61.6±0.67)岁,65岁以上的比例最大,均超过
50%;已婚比例均超过了90%;参与者学历主要集中在高中及以下。干预
组研究对象的在职人员比例(38.3%)比对照组低(54.6%),保险类型主
要为城市职工和城市居民保险,均超过了90%;绝大多数研究对象的共同
生活人数为2~3人;两组均有近90%的研究对象的个人年收入低于10
万元。

表6-1 干预组和对照组高危人群的社会经济基本情况

变量	干预组(n=303) [人数/%]	对照组(n=304) [人数/%]	χ^2	P值
性别			0.410	0.840
男	151(49.8)	149(49.0)		
女	152(50.2)	155(51.0)		
年龄			0.340	0.844
≤49岁	46(15.2)	51(16.8)		
50~64岁	97(32.0)	93(30.6)		
≥65岁	160(52.8)	160(52.6)		
民族			<0.001	0.998
汉族	301(99.3)	303(99.7)		
其他	2(0.7)	1(0.3)		
婚姻状况*			2.984	0.084
无伴侣	28(9.3)	17(5.6)		
已婚	274(90.7)	287(94.4)		
文化程度			0.575	0.448
高中及以下	218(71.9)	227(74.7)		
大专及以上	85(28.1)	77(25.3)		
职业			16.992	<0.001
在职	116(38.3)	166(54.6)		
退休	178(58.7)	134(44.1)		
无业	9(3.0)	4(1.3)		
保险类型			63.272	<0.001
城镇职工医保	163(53.8)	232(76.3)		
城镇居民医保	128(42.2)	42(13.8)		
其他	12(4.0)	30(9.9)		

(续表)

变量	干预组($n=303$) [人数/%]	对照组($n=304$) [人数/%]	χ^2	P 值
居住人口*			16.454	<0.001
1 人	9(3.0)	19(6.3)		
2~3 人	247(81.8)	265(87.7)		
≥4 人	46(15.2)	18(6.0)		
个人年收入*			1.615	0.204
<10 万元	260(86.1)	272(89.5)		
≥10 万元	42(13.9)	32(10.5)		

注:* 干预组"婚姻状况""个人年收入""居住人口"各有 1 个缺失值,对照组"居住人口"有 2 个缺失值。

三、干预前后高危人群高血压发生率变化情况

在实施干预后,干预组和对照组的高血压发生率分别为 2.3% 和 10.6%,各自与其基线期相比,差异均有统计学意义,具体如表 6 - 2 所示。

表 6 - 2　干预前后干预组和对照组高血压发生率变化情况

变量	干预组			对照组			差分值	系数(标准误)	OR(95%CI)	P 值
	干预前	干预后	P 值	干预前	干预后	P 值				
高血压发生率/%	0	2.3	0.008	0	10.6	<0.001	−8.3	−1.61(0.44)	0.20(0.09~0.46)	<0.001

注:DID 模型中校正了性别、年龄、文化程度和收入。

双重差分分析结果显示,干预组发生高血压的比例比对照组低 8.30%;在校正了性别、年龄、文化程度和收入因素以后发现,干预措施使得干预组研究对象发生高血压的可能性比对照组低 80%($OR=0.20$, 95%CI:0.09~0.46)。

四、干预前后高危人群知信行变化情况

（一）知识知晓的变化情况

1. 干预组的变化情况　本研究的高血压知信行问卷中"知识"部分一共涉及 14 个高血压防控相关知识。在实施干预后,干预组知识知晓率有显著变化的共有 8 个,分别是"高血压是终身性疾病"（75.2% *vs* 93.0%）、"高血压的诊断标准"（51.5% *vs* 79.8%）、"高血压与食盐摄入过多有关"（80.9% *vs* 90.7%）"、"高血压与精神压力大有关"（67.3% *vs* 75.8%）、"高血压与遗传因素有关"（76.6% *vs* 94.4%）、"冠心病是高血压的并发症"（57.8% *vs* 88.7%）、"脑卒中是高血压的并发症"（75.9% *vs* 86.1%）、"每日盐摄入限值"（64.0% *vs* 94.7%）。其中,知晓率有较大幅提升的有"高血压的诊断标准"和"每日盐摄入量限值",在干预措施实施后知晓率均提升了约 30%（$P < 0.05$）。干预组在"高血压可以预防""高血压与吸烟有关""高血压与长期饮酒有关""高血压与肥胖或超重有关""高血压与缺少锻炼有关"和"高血压与睡眠不足有关"等知识的知晓率提升不明显（$P > 0.05$）,具体如表 6-3 所示。

2. 对照组的变化情况　对照组在终末期的知晓率相较基线期有显著变化的只有"每日盐摄入限值",其基线期和终末期的知晓率分别为 57.6% 和 69.3%（$P < 0.05$）。对照组研究对象对其余 13 个高血压防控相关知识的知晓率在干预前后变化不大。

3. 干预组和对照组知识知晓率变化差异的比较　本研究进一步利用双重差分模型对两组自身的前后差值变化进行比较。结果显示,在控制了性别、年龄、文化程度和收入状况后,干预措施对"高血压是终身性疾病""高血压的诊断标准""高血压与遗传因素有关""冠心病是高血压的并发症""脑卒中是高血压的并发症""高血压与食盐摄入过多有关"和"每日盐限值"这 7 个知识的知晓率提升具有统计学意义,具体如表 6-3 所示。

（1）高血压是终身性疾病:干预措施使干预组对"高血压是终身性疾病"的知晓率提升相比对照组高 24.2%;干预组研究对象知晓该知识的可能性比对照组高（$OR = 6.34, 95\%CI: 3.04 \sim 11.77$）。

（2）高血压的诊断标准:干预组了解高血压诊断标准的比例比对照组高 25.1%;干预组研究对象知晓该知识的可能性比对照组增加 235%

表6-3　干预前后干预组和对照组高血压防控相关知识知晓的变化情况

项目	干预组(n/%)				对照组(n/%)				差分值/%	系数(标准误)	OR(95%CI)	P值
	干预前	干预后	χ²	P值	干预前	干预后	χ²	P值				
高血压是终身性疾病	228(75.2)	281(93.0)	36.100	<0.001	185(60.9)	165(54.5)	2.546	0.111	24.20	1.85(0.32)	6.34(3.04~11.77)	<0.001
高血压可以预防	229(75.6)	247(81.8)	3.500	0.059	208(68.4)	205(67.7)	0.041	0.840	6.90	0.44(0.27)	1.56(0.92~2.64)	0.096
高血压的诊断标准	156(51.5)	241(79.8)	53.755	<0.001	186(61.2)	195(64.4)	0.653	0.419	25.10	1.21(0.26)	3.35(2.04~5.48)	<0.001
高血压与吸烟有关	229(75.6)	239(79.1)	0.900	0.330	223(73.4)	228(75.2)	0.285	0.594	1.70	0.13(0.27)	1.14(0.66~1.96)	0.624
高血压与长期饮酒有关	232(76.6)	241(79.8)	0.790	0.374	239(78.6)	242(79.9)	0.144	0.704	1.90	0.14(0.28)	1.15(0.65~2.01)	0.628
高血压与食盐摄入过多有关	244(80.3)	274(90.7)	12.200	<0.001	244(80.3)	241(79.5)	0.050	0.824	10.60	0.92(0.32)	2.52(1.34~4.75)	0.004
高血压与肥胖或超重有关	223(73.9)	226(74.8)	0.100	0.780	206(67.8)	214(70.6)	0.584	0.445	-1.90	-0.05(0.26)	0.96(0.57~1.59)	0.862
高血压与缺少锻炼有关	211(69.6)	206(68.2)	0.100	0.725	203(67.1)	218(71.9)	1.679	0.195	-6.20	-0.26(0.25)	0.77(0.46~1.26)	0.302
高血压与精神压力大有关	204(67.3)	229(75.8)	5.100	0.024	219(72.0)	235(77.6)	2.451	0.117	2.90	0.15(0.27)	1.17(0.69~1.96)	0.560
高血压与睡眠不足有关	213(70.3)	223(73.8)	0.900	0.319	222(73.0)	240(79.2)	3.189	0.074	-2.70	-0.13(0.27)	0.87(0.51~1.47)	0.616

（续表）

项目	干预组(n/%)				对照组(n/%)				差分值/%	系数(标准误)	OR(95%CI)	P值
	干预前	干预后	χ^2	P值	干预前	干预后	χ^2	P值				
高血压与遗传因素有关	232 (76.6)	285 (94.4)	37.700	<0.001	254 (83.6)	249 (82.2)	0.202	0.653	19.20	1.76 (0.37)	5.84 (2.87~11.85)	<0.001
高血压的并发症 冠心病	175 (57.8)	268 (88.7)	74.500	<0.001	194 (63.8)	181 (59.7)	1.070	0.301	35.00	1.97 (0.28)	7.22 (4.19~12.41)	<0.001
脑卒中	230 (75.9)	160 (86.1)	10.100	0.001	262 (86.2)	258 (85.1)	0.133	0.728	11.30	0.78 (0.32)	2.18 (1.17~4.06)	0.014
每天盐的摄入量限值	194 (64.0)	286 (94.7)	85.800	<0.001	175 (57.6)	210 (69.3)	9.018	0.003	19.00	1.73 (0.34)	6.10 (3.17~11.71)	<0.001

注：DID模型中校正了性别、年龄、文化程度和收入。

$(OR=3.35,95\%CI:2.04\sim5.48)$。

（3）高血压与食盐摄入过多有关：干预组对"高血压与食盐摄入过多有关"的知晓率提升比对照组多10.6%，干预组知晓该知识的可能性更大$(OR=2.52,95\%CI:1.34\sim4.75)$，差异具有统计学意义$(P<0.05)$。

（4）高血压与遗传因素有关：干预组对"高血压与遗传因素有关"的知晓率的提升比对照组高19.20%，干预净效应使干预组知晓该知识的可能性比对照组高$(OR=5.84,95\%CI:2.87\sim11.85)$，结果具有统计学意义$(P<0.05)$。

（5）冠心病是高血压的并发症：干预组对"冠心病是高血压的并发症"的知晓率的提升比对照组高35.0%，干预净效应使干预组知晓该知识的可能性比对照组大$(OR=7.22,95\%CI:4.19\sim12.41)$。

（6）脑卒中是高血压的并发症：干预组对"脑卒中是高血压的并发症"的知晓率的提升比对照组高11.3%。干预净效应使干预组知晓该知识的可能性比对照组增加118%$(OR=2.18,95\%CI:1.17\sim4.06)$。

（7）每天盐的摄入量限值：干预组对"成年人每天盐的摄入量限值"的知晓率的提升比对照组高19.00%，干预净效应使干预组知晓该知识的可能性比对照组大$(OR=6.10,95\%CI:3.17\sim11.71)$，差异具有统计学意义$(P<0.05)$。

（二）信念形成的变化情况

1. 干预组的变化情况　本研究高血压知信行问卷中"信念"部分共涉及10个项目。在实施干预后，干预组信念形成率相比基线期有显著差异的共有6个，分别是"改善生活方式可以预防高血压"（66.7% *vs* 83.1%）、"戒烟可以预防高血压"（69.0% *vs* 78.8%）、"少饮酒可以预防高血压"（71.0% *vs* 85.4%）、"控制体重可以预防高血压"（72.3% *vs* 79.5%）、"保持精神愉悦可以预防高血压"（70.6% *vs* 83.1%）和"定期测量高血压可以预防高血压"（70.3% *vs* 91.1%）。其中，"改善生活方式"和"定期测量高血压"可以预防高血压的信念形成率提升较高，分别提升了17%和20%。而"减少食盐摄入可以预防高血压""减少油脂摄入可以预防高血压""锻炼身体可以预防高血压"和"充足睡眠可以预防高血压"这4个方面的信念形成率在干预前后改变不明显，差异均无统计学意义

（$P>0.05$）。具体如表 6-4 所示。

2. 对照组的变化情况　对照组研究对象在干预前后对高血压防控相关的信念形成率变化不明显，变化的差异均不具有统计学意义（$P>0.05$），具体如表 6-4 所示。

3. 干预组和对照组信念形成率变化差异的比较　双重差分分析结果显示，干预措施分别对"改善生活方式、少饮酒、保持精神愉悦、定期测血压"可以预防高血压这 4 个方面的信念形成率的提升具有统计学意义，对其余信念形成率的提升均无统计学意义，具体如表 6-4 所示。

（1）改善生活方式可以预防高血压：干预措施使干预组对"改善生活方式可以预防高血压"的信念形成率比对照组提升了 17.4%（$P<0.05$），即干预组形成该信念的可能性比对照组高（$OR=2.75$，95%CI：$1.48\sim5.09$）。

（2）少饮酒可以预防高血压：干预后干预组形成"少饮酒可以预防高血压"信念的可能性比对照组高 99%（$OR=1.99$，95%CI：$1.09\sim3.06$），具有统计学意义（$P<0.05$）。

（3）保持精神愉悦可以预防高血压：干预组对"保持精神愉悦可以预防高血压"的信念形成率提升比对照组多了 8.7%；干预净效应使干预组形成该信念的可能性比对照组增加 76%（$OR=1.76$，95%CI：$1.02\sim3.04$），差异具有统计学意义（$P<0.05$）。

（4）定期测血压可以预防高血压：干预组相信"定期测血压可以预防高血压"的差值比对照组高 11.2%（$P<0.01$），即形成该信念的可能性更高（$OR=4.67$，95%CI：$2.45\sim8.87$）。

（三）行为形成的变化情况

1. 干预组的变化情况　本研究高血压知信行问卷中"行为"部分共涉及 11 个高血压防控相关行为。在实施干预 1 年后，干预组研究对象在 3 个方面的行为形成率变化具有统计学意义，分别是"经常注意控制体重"（50.5% *vs* 70.2%）、"经常锻炼"（55.1% *vs* 63.9%）和"测量血压频率≥1 次/季度"（65.4% *vs* 98.0%），其中血压测量频率改善幅度较大，增加了约 33%。干预组对象在"不吸烟/偶尔吸烟""不饮酒/偶尔饮酒""控制食盐摄入""控制油脂摄入""经常吃水果""每天吃新鲜蔬菜""很少感到精神

表6-4　干预前后干预组和对照组高血压防控相关信念形成的变化情况

项目	干预组(n/%)				对照组(n/%)				差分值/%	系数(标准误)	OR(95%CI)	P值
	干预前	干预后	χ²	P值	干预前	干预后	χ²	P值				
改善生活方式可以预防高血压	202(66.7)	251(83.1)	21.746	<0.001	267(87.8)	263(86.8)	0.145	0.703	17.40	1.01(0.31)	2.75(1.48~5.09)	0.001
减少食盐摄入可以预防高血压	252(83.2)	257(92.5)	0.422	0.516	245(80.6)	244(80.5)	0.001	0.984	9.40	0.18(0.31)	1.19(0.65~2.17)	0.567
减少油脂摄入可以预防高血压	241(79.5)	253(83.8)	1.812	0.178	213(70.1)	216(71.3)	0.109	0.741	3.10	0.27(0.28)	1.30(0.75~2.26)	0.342
戒烟可以预防高血压	209(69.0)	238(78.8)	7.576	0.006	236(77.6)	241(79.5)	0.328	0.567	7.90	0.41(0.28)	1.50(0.87~2.58)	0.141
少饮酒可以预防高血压	215(71.0)	258(85.4)	18.574	<0.001	246(80.9)	255(84.2)	1.103	0.294	11.10	0.68(0.31)	1.99(1.09~3.06)	0.023
控制体重可以预防高血压	219(72.3)	240(79.5)	4.274	0.039	204(67.1)	218(71.9)	1.679	0.195	2.40	0.21(0.27)	1.23(0.79~2.08)	0.433
锻炼身体可以预防高血压	223(73.6)	241(79.8)	3.257	0.071	213(70.1)	224(73.9)	1.122	0.289	4.60	0.19(0.27)	1.22(0.71~2.06)	0.467
保持精神愉悦可以预防高血压	214(70.6)	251(83.1)	13.257	<0.001	217(71.4)	228(75.2)	1.159	0.282	8.70	0.57(0.28)	1.76(1.02~3.04)	0.041
充足睡眠可以预防高血压	219(72.3)	224(74.2)	0.277	0.599	227(74.7)	246(81.2)	3.747	0.053	-4.60	-0.25(0.28)	0.78(0.45~1.33)	0.359
定期测血压可以预防高血压	213(70.3)	275(91.1)	41.799	<0.001	256(84.2)	254(93.8)	0.017	0.898	11.20	1.54(0.33)	4.67(2.45~8.87)	<0.001

注:DID模型中校正了性别、年龄、文化程度和收入。

压力"和"遇事很少急躁或紧张"8个方面的行为形成率的差异不具统计学意义。具体如表6-5所示。

2. 对照组的变化情况　对照组研究对象"经常注意控制体重"的形成率在基线期和终末期分别为37.5％和48.8％,差异具有统计学意义($P<$0.05);其他10个方面的行为形成率在基线期和终末期变化不显著($P>$0.05)。具体如表6-5所示。

3. 干预组和对照组行为形成率变化差异的比较　双重差分分析结果显示,在控制了性别、年龄、文化程度以及收入状况后,干预措施只对"不吸烟/偶尔吸烟"和"测量血压频率≥1次/季度"这2个行为的形成率的提升有促进作用($P<$0.05)。具体如表6-5所示。

(1)不吸烟/偶尔吸烟:干预实施后,干预组研究对象中不吸烟/偶尔吸烟的比例提升比对照组多3.7％,干预净效应使干预组形成该行为的可能性比对照组增加151％($OR=2.51,95\%CI:1.32\sim4.87$)。

(2)测量血压频率:干预措施使干预组"测量血压频率≥1次/季度"的形成率的提升相比对照组高34.8％,即干预组研究对象经常测量血压的可能性比对照组大($OR=29.08,95\%CI:11.75\sim71.66$)。

五、干预前后高危人群风险因素变化情况

(一)糖尿病患病率变化情况

干预组在基线期和终末期诊断为糖尿病的比例分别为31.4％和32.1％,对照组分别为16.1％和16.8％,两组的前后变化差异均无统计学意义。

双重差分分析结果显示,干预净效应对研究对象控制糖尿病发生的影响无统计学意义($P>$0.05)。如表6-6所示。

(二)高血脂变化情况

干预组在基线期和终末期出现血脂异常的比例分别为37.3％和33.4％;对照组分别为46.4％和44.9％,两组各自的差异均无统计学意义($P>$0.05)。

表6-6显示,干预组比对照组的血脂异常发生率多下降2.4％,但双重差分结果显示,干预净效应对研究对象血脂异常控制的影响无统计学意义($P>$0.05)。

表 6-5　干预前后干预组和对照组高血压防控相关行为形成的变化情况

项目	干预组（n/%）				对照组（n/%）				差分值/%	系数（标准误）	OR（95%CI）	P值
	干预前	干预后	χ²	P值	干预前	干预后	χ²	P值				
不吸烟/偶尔吸烟	267（88.1）	276（91.4）	1.760	0.185	234（77.0）	232（76.6）	0.014	0.906	3.7	0.92（0.44）	2.51（1.32~4.87）	0.038
不饮酒/偶尔饮酒	262（86.5）	262（86.8）	0.011	0.918	235（77.3）	229（75.6）	0.251	0.617	2.0	0.02（1.47）	1.02（0.51~1.84）	0.999
控制盐摄入	262（86.5）	263（87.1）	0.056	0.823	224（73.7）	223（73.9）	0.207	0.946	0.4	0.04（0.31）	1.05（0.57~1.91）	0.884
控制油摄入	272（89.8）	266（88.1）	0.398	0.508	236（77.6）	241（79.5）	0.002	0.328	-3.6	-0.32（0.33）	0.73（0.38~1.38）	0.326
经常吃水果（每周≥4次）	227（74.9）	225（74.5）	0.014	0.907	157（51.6）	168（55.4）	0.881	0.348	-4.2	-0.25（0.26）	0.78（0.45~1.50）	0.334
每天吃新鲜蔬菜	255（84.2）	257（85.1）	0.061	0.748	196（64.5）	178（58.7）	0.106	0.147	6.7	0.34（0.28）	1.40（0.81~2.47）	0.221
经常注意控制体重（每季度监测BMI≥1次）	153（50.5）	212（70.2）	24.535	<0.001	114（37.5）	148（48.8）	7.961	0.005	8.4	0.35（0.24）	1.08（0.61~1.91）	0.148
经常锻炼（每周≥4次，每次至少30分钟）	167（55.1）	193（63.9）	4.852	0.028	100（32.9）	107（35.3）	0.395	0.530	6.4	0.27（0.24）	1.31（0.82~2.74）	0.263
很少感到精神压力	273（90.1）	278（92.1）	0.710	0.399	262（86.2）	265（87.5）	0.215	0.643	0.7	0.15（0.39）	1.16（0.78~2.24）	0.703

（续表）

项目	干预组（n/%）				对照组（n/%）				差分值/%	系数（标准误）	OR（95%CI）	P值
	干预前	干预后	χ²	P值	干预前	干预后	χ²	P值				
遇事很少急躁或紧张/%	279 (92.1)	281 (93.0)	0.205	0.650	265 (87.2)	262 (86.5)	0.065	0.798	1.6	0.20 (0.40)	1.22 (0.84~2.35)	0.612
测量血压频率≥1次/季度	199 (65.4)	296 (98.0)	57.126	<0.001	148 (48.7)	141 (46.5)	0.281	0.596	34.8	3.37 (0.46)	29.08 (11.75~71.66)	<0.001

注：DID模型中校正了性别、年龄、文化程度和收入。

表 6-6　干预前后干预组和对照组高血压风险因素变化情况

指标	干预组			对照组			差分值/%	系数（标准误）	OR（95%CI）	P值
	干预前	干预后	P值	干预前	干预后	P值				
糖尿病患病率/%	31.4	32.1	0.840	16.1	16.8	0.813	0.0	-0.01 (0.28)	0.99 (0.57~1.74)	0.997
血脂异常比例/%	37.3	33.4	0.361	46.4	44.9	0.559	-2.4	-0.13 (0.24)	0.88 (0.54~1.40)	0.577
BMI/kg/m²	24.15	24.35	0.420	24.07	24.09	0.931	0.18	0.19 (0.32)	—	0.547
腰围/cm	84.50	85.43	0.129	86.43	86.38	0.925	0.98	0.99 (0.71)	—	0.159
筛查总评分<6分的比例/%	0	1.2	0.008	0	0.2	0.317	1.0	1.94 (1.08)	6.96 (0.83~57.8)	0.072

注：DID模型中校正了性别、年龄、文化程度和收入。

（三）BMI 变化情况

干预组在基线期和终末期的 BMI 均值分别为 24.15 和 24.35；对照组分别为 24.07 和 24.09。两组干预前后变化的差异均无统计学意义（见表 6 - 6）。

由表 6 - 6 可见，两组前后变化差异的差值为 0.18，但干预净效应对 BMI 变化的影响无统计学意义（$P>0.05$）。

（四）腰围变化情况

2 组腰围的均值在各自组内的前后变化均无统计学意义（$P>0.05$）。双重差分分析结果显示，干预净效应对研究对象腰围变化的影响无统计学意义（$P>0.05$）。

（五）可退出高危管理的人数变化情况

根据本研究管理规范中的退出机制，筛查评分<6 分即可退出高危管理系统。在实施干预后，干预组和对照组的筛查评分<6 分的比例分别为 1.2% 和 0.2%，干预组与其基线期相比，差异有统计学意义（$P<0.05$）。双重差分分析结果显示，干预净效应对两组退出高危管理人数占比的影响无统计学意义（$P>0.05$）。

六、小结与讨论

本研究的双重差分分析结果表明，采用管理规范进行为期 1 年的干预后，可预防高危人群发展为高血压患者，干预组高血压发生率为 2.3%，对照组为 10.6%，干预组研究对象发生高血压的可能性比对照组低 80%（$P<0.05$）。干预净效应使得干预对象的知信行均有不同程度的提升。在知识方面，干预组知晓"高血压是终身性疾病""高血压的诊断标准""高血压与食盐摄入过多有关""高血压与遗传因素有关""冠心病是高血压的并发症""脑卒中是高血压的并发症"和"每日盐限值"等 7 个方面的知识的可能性高于对照组（$P<0.05$）；在信念形成方面，干预组相信"'改善生活方式''少饮酒''保持精神愉悦'和'定期测血压'可以预防高血压"的可能性比对照组高（$P<0.05$）；在行为方面，干预组形成"不吸烟/偶尔吸烟"和"测量血压频率≥1 次/季度"行为的可能性高于对照组（$P<0.05$）。

社区干预可延缓高危人群发展为高血压患者。本研究结果表明，干预后干预组高血压发生率显著低于对照组，与既往研究结果一致。例如，朱媛等对高危人群开展的合约式干预效果研究中发现观察组高血压发生率(5.00%)低于对照组(20.00%)。多个研究结果显示,终末期干预组高血压发生率比对照组低的同时,干预组的知识知晓率和健康行为形成率的平均水平较对照组均更好。通过对生活行为方式的改善,可以对高血压起到良好的预防控制作用。国内外相关研究表明,早期健康教育和行为改善是高血压防治最有效的方式和途径。本研究中,干预后干预组人群健康知识知晓率、健康信念形成率以及健康行为形成率显著提升,且在终末期的知信行平均水平均好于对照组。这表明,经健康讲座、行为指导等干预措施不仅可以增加居民对高血压防治知识的掌握程度、树立健康意识,还可以促进健康生活方式的形成,形成合理饮食、坚持运动的习惯,降低高血压发生风险。

社区干预可有效提升高血压健康知识知晓率和部分信念形成率。本研究表明,干预措施可以有效提高高危人群高血压相关知识的知晓率,与前期研究结果相似。大量研究结果表明,健康教育是高血压一级预防的可行手段,能够有效提高高血压高危人群健康知识水平。本研究以患者自我管理、全科医生随访和社区健康教育结合的方式,同时从饮食、运动、心理等方面采取干预措施,提升高血压高危人群的高血压相关知识、健康信念及健康行为。居民通过定期记录自身的体力活动、饮食、吸烟、饮酒、体重控制及睡眠等情况,对自身健康及行为习惯有了深入了解,同时加强了自身作为健康管理者的角色意识,通过将自身行为习惯与健康相关知识进行比较,更有助于健康行为的改善。当他们的血压在一定时期内发生较大波动时,便会根据相关知识,分析导致血压波动的原因,并通过改善行为以调节血压。同时,全科医生通过形式丰富的健康教育,如发放健康折页、公众号文章推送及线下健康讲座等,提升了知识传播的有效性,帮助干预对象更好地接收信息。研究结果也表明,干预措施有利于干预对象提升"改善生活方式、少饮酒、保持精神愉悦和定期测量血压"的信念,与既往研究结果一致。对高血压高危人群进行社区干预的目标是改变其对待高血压的态度,从而改善行为。与提升知晓率类似,信念的形成需要不断巩固、内化高血压健康知识,强化防控信念,使其成为指导个人行为改善的内在动力。

社区干预对血压监测行为的改善效果明显。本研究发现,通过为期1

年的干预活动,干预组人群在定期监测血压方面有明显改善,与既往研究结果一致。依据知信行理论,良好的知识知晓情况、信念形成情况可促进健康相关行为的形成。干预实施后,干预对象对于"定期测量血压可以预防高血压"的态度明显改善,态度带动行为转变使得他们愿意主动测量血压或增加测血压的频率。同时,测量血压相对其他行为方式的改变更易被接受。一方面,定期测量血压作为高血压防治必不可少的措施之一,经长时间的广泛宣传,这一理念已深入人心。另一方面,定期测量血压时间成本低,对现有生活的影响较小。调查发现,大多数居民愿意在家中自备电子血压计,定期测量并记录血压值。家庭电子血压计操作简单、使用方便,且购买费用相对较低,可及性好,这也促进了调查对象测量血压行为的改善。在提高居民定期测血压频率方面,建立社区健康促进环境同样重要,可在社区楼道内设置自助血压测量站点,免费为居民测量血压。对于老年人群,对其家人加强定期测血压重要性的教育,通过家庭支持的方式提醒、监督老人定期测量血压。血压监测行为的有效改善也提示我们,在开展行为干预时可以优先选择一些容易改变的行为,这样可以增加受干预者坚持的信心,然后循序渐进地推进其他行为的干预。

本研究也发现存在干预后知识、信念和行为不一致的现象。如干预前后,干预组对"高血压与食盐摄入过多有关""每天盐摄入量限值"的知晓率明显上升,但减少食盐摄入的行为却无明显改变。干预后"少饮酒、保持精神愉悦可预防高血压"的信念改善较大,但行为改善的情况却不明显。出现这些现象可能的原因是居民已习惯于长期以来的生活方式,某一行为从无到有易,而从有到无难。因此,往往难以轻易改变现有行为,尤其是饮食口味、饮酒等习惯,成为居民健康行为改善的一大阻碍。其次,干预实施的时间仅 1 年,而知识转化为行为是一个复杂的过程。行为的形成受到诸多因素的影响,较好的健康知识和信念水平不一定能如期转化为良好的健康行为。因此,敦促健康行为的形成应当成为后续健康教育与促进的重点。通过环境支持、社区参与及个人技能强化等多管齐下,引导已形成正确信念的高危人群进入"尝试行动—开始行动—坚持行动"的过程,促成健康行为习惯的形成。此外,对于"控制饮食、增加锻炼"等行为改变的专业性指导不足也是行为形成率不高的原因。例如,干预对象中每日食盐摄入限值标准的知晓率较高,但由于生活中缺乏控制份量的工具,导致不能准确掌握摄入量和低盐饮食的形成率较低。因此,可以为高危人群发放限盐勺等工具,并教会他们如何使用;引导居民养成关注营养标签的习惯,尽可能选择钠含量较低的预包装食品。通过上述多种渠道加深居民对限盐的认识和理解,从而主动采取限盐措施,减少食盐摄入。

第七章

社区高血压高危人群筛查
与管理的研究方法

一、研究理论与方法

（一）循证决策

循证决策（evidence-based policy making），即以证据为基础进行决策。从自然科学衍生出来的循证决策方法是一种"证据"为中心的程序化、模式化的决策过程。它的目的是用循证医学（evidence-based medicine）的理念和方法处理和解决公共决策问题，即慎重、准确和明智地应用现有最佳研究证据，同时根据当地实际情况和民众的服务需求，制订切实可行的公共卫生政策。循证决策的关键是证据的获取；核心是证据的评价；目的是为科学决策提供依据，促进证据向政策方案与实践的转化。

本研究在理论研究阶段，依据该方法和原则，收集、评价和遴选已有的高血压防控相关风险因素，高危人群管理的单项技术、服务流程及措施方法等，据此研制高血压高危人群筛查评分表和管理规范。在干预研究阶段，使用研制的筛查评分表和管理规范实施干预，并根据全过程记录和效果评价结果进行完善和优化，据此完善筛查工具和管理规范。

（二）边界分析法

政策分析人员很少面对简单的、定义很清楚的问题，常常面对的是复杂的多重问题。这些问题分布在政策制订过程之中，由观点和行动都相互依赖的利益相关者以不同的方式来定义。分析人员在无法控制的领域内工作，总是发现问题层出不穷。因此，需要进行问题的边界分析。

一般边界分析包括如下步骤：①引出问题陈述。通过不同的利益相关人,引出对问题的各种不同陈述。陈述问题可通过面对面访谈来取得。因政策分析人员的时间有限,也可通过电话交谈,或利用饱和抽样中取得的资料。②边界分析。通过绘制一个累积的频率分布图,利益相关人数位于水平轴,新问题要素的数量如想法、概念、变量、假设、目标及政策等位于垂直轴上,随着每位利益相关人提出的新的、不重复的问题(要素)不断饱和,曲线坡度先是快速变动,然后变缓,最后停滞,直至曲线变平。

本研究运用边界分析的思路,基于研究文献、指南规范等资料,系统收集高血压防控风险因素、管理规范中应包含的要素和已有的各项单项技术、管理内容等,为形成高血压防控风险因素清单、研制筛查评分表和管理规范奠定基础。

(三) 健康社会决定因素理论

WHO 将健康的社会决定因素(social determinants of health,SDH)定义为在直接导致疾病的因素之外,由人们居住和工作的环境中的社会分层的基本结构和社会条件产生的影响健康的因素。它们是导致疾病的"原因的原因"(cause of cause),包括人们生活和工作的全部社会条件。例如,贫穷、社会排斥及居住条件等。健康社会决定因素委员会从影响健康的"原因的原因"入手,建立起了完整的 SDH 的概念框架(图 7-1)：①日常生活环境,包括由社会分层决定的在儿童早期发展、社会环境和职业环境中所面临的健康风险因素；不同人群的差异化的物质环境、社会支持网络、社会心理因素、行为因素及生物因素等；所接受的健康促进、疾病预防和治疗等卫生服务状况。②社会结构性因素,包括社会分层的状况和程度；文化社会规范和价值观；国际和国内的社会政策；国际、不同国家和地区的政治制度。

本研究以健康社会决定因素模型的内容为分类框架,对高血压防控风险因素清单中的因素进行分类。

(四) 项目管理

项目管理是一个管理学分支的学科,是一种建立在管理学原理基础上的方法和技术,用于规划和控制项目活动进程。具体来说,是在有限的资源约束下,运用系统的观点、方法和理论,对项目涉及的全部工作进行有效地管理。即从项目的决策开始到项目结束的全过程进行计划、组织、

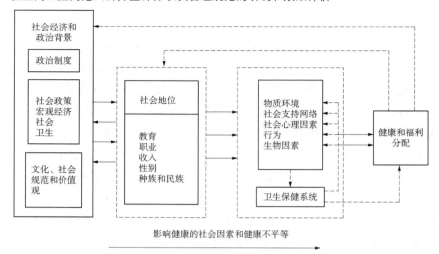

图 7-1 健康社会决定因素模型框架

指挥、协调、控制和评价,以实现项目的目标。

本研究借鉴项目管理的理念,丰富、完善并确立高血压高危人群管理规范的构成要素,确保达成有效管理所需的要素没有遗漏,为管理规范框架的研制提供思路。

(五)业务流程管理理念

业务流程是指通过一系列连续有规律的、逻辑相关的、有序的行动,完成某一任务,实现特定目标。包括部门或岗位之间的业务往来流程和岗位职责的执行流程。分工是业务流程的基础,将一项任务划分为多个不同的、彼此存在逻辑关系的工作按顺序执行,从而产生了流程。

业务流程的特点:①目标性,业务流程始终是为完成某一目标而存在的;②整体性,一个流程是由两个及两个以上工作组成的,且各工作之间以一定的方式组合起来,随意放在一起是不起作用的,单个的工作不可能成为流程;③动态性,流程总是由一种状态转变为另一种状态;④结构性,组成流程的各种工作之间的相互联系和相互作用方式,包括并联、串联及反馈控制结构。

本研究主要借鉴业务流程管理理念对高血压高危人群管理进行业务流程分析,研制管理流程、管理内容与方法等各要素的具体内容。

(六)定性定量多重论证

定性定量多重论证是一种科学研究思路,主要目的是对一些已经得出的结论进行论证,防范研究出现"理论与实践"脱节,确保结论的"逻辑性、科学性、合理性和可操作性"。常用的定性方法包括焦点问题访谈、意向调查、德尔菲法及头脑风暴等;常用的定量方法既包括趋势分析及相关分析等简单分析方法,也包括计量模型分析与模拟等复杂分析方法。在开展过程中需针对不同的研究主题、内容和结果,灵活选用相应的方法进行论证。

本研究对高血压防控相关风险因素、筛查评分表的条目和分值、管理规范的构成要素和框架、规范的研制过程、干预方案、干预效果评估指标的研制等内容进行了多重论证,以确保相应结论的科学性、合理性。

二、资料来源和收集方法

(一) 文献资料

本研究主要系统收集了以下几个方面的文献资料:①高血压防控相关的风险因素;②高血压高危人群的评判标准、筛查的技术与方法等;③高血压高危人群管理相关的要素、措施、内容、方法、流程和步骤、评价指标等;④其他慢性病(如糖尿病)高危人群筛查和管理的研究和实践报道。其中两类主要资料的收集情况介绍如下。

1. 构建高血压防控风险因素清单的资料收集

(1) 研究文献:中文文献以"高血压 + 风险因素或影响因素"进行期刊篇名检索(限定核心期刊),检索结果为 824 篇;以"高血压 + 风险因素或影响因素"进行硕博士论文的篇名检索,检索结果为 309 篇。英文文献以"hypertension or high blood pressure" + "risk factor"进行篇名检索(Web of science 核心合集),检索结果为 2 079 篇。

为增加研究的有效性和提高研究的效率,采用横断面抽样的方式进行抽样,确定纳入评阅的文献。基本样本容量测算公式:

$$n = \frac{Z_{\alpha/2}^2 \times P(1-P)}{\delta^2}$$

式中:n 为理论上的样本容量,Z 为检验水准 α 对应的 Z 值,P 为抽取文献最终提及高血压防控风险因素的比例(即评阅文献的纳入率),δ 为容许误差。

由于本研究总体确定（即检索到的总体文献数），所以根据样本容量调整公式：

$$n' = \frac{N \times n}{(N + n - 1)}$$

式中：n' 为最终的样本容量，N 为总体的数量。以置信水平 95% 计算样本容量，即 $\alpha = 0.05$，$Z = 1.96$，容许误差 $\delta = 0.02$。前期试读的中文期刊文献纳入率 $P = 0.65$，确定中文期刊文献抽样的数量为 600 篇；英文文献纳入率 0.56，确定英文文献的抽样数量为 1 120 篇。最终，采用系统抽样方式抽取样本文献 2 029 篇，其中中文文献 909 篇，英文文献 1 120 篇。

（2）网站条目资料

专业机构网站：在中国疾病预防控制中心的官方网站以"高血压"为检索词进行检索，检索到的条目数为 1 016 条；在美国疾病预防控制中心的官方网站以"high blood pressure risk factor"为检索词进行检索，检索到的条目数为 1 000 条。

协会联盟网站：在美国心血管病协会的官方网站以"high blood pressure"为检索词进行检索，检索结果为 6 130 条。因网站本身设置的原因，只显示前 322 条；在欧洲高血压联盟的官方网站以"high blood pressure"为检索词进行检索，检索结果为 319 条；在中国高血压联盟的网站以"高血压 + 因素"为检索词进行检索，检索结果为 650 条。

新闻舆情网站：在新浪官方网站以"高血压 + 因素"为检索词进行新闻标题检索，检索结果为 1 762 条；在雅虎官方网站以"high blood pressure"为检索词进行新闻标题检索，检索结果为 1 588 条。

（3）指南规范：高血压防控指南规范的收集作为对上述文献及网站条目资料的补充，以求更全面地收集高血压防控相关的风险因素。通过国内外官方网站的搜索，最后纳入本研究的国内外指南规范共 14 条，包括国内的《中国高血压基层管理指南》《中国高血压防治指南》《中国高血压患者教育指南》《高血压患者膳食指导标准》及《中国心血管病报告》等，国外的《美国预防、检测、评估与治疗高血压全国联合委员会第七次报告》《2013 欧洲高血压学会/欧洲心脏病学会动脉高血压管理指南》《英国成人原发性高血压指南》（*NICE Clinical Guideline 127*：*Hypertension*：*Clinical*

Management of Primary Hypertension in Adults）等。

2. 研制高血压高危人群管理规范的资料收集　通过中国知网、万方知识数据服务平台、Web of Science、PubMed、JSTOR、Springer、EBSCO等国内、国际文献数据库和中国政府网、中国疾病预防控制中心、中国高血压联盟、国家心血管病中心、世界卫生组织、国际高血压联盟、国际高血压学会、美国高血压学会、欧洲高血压学会等政府部门、国际组织的网站，检索管理规范和高血压高危人群管理等主题的相关文献资料，最终纳入高血压高危人群管理要素相关的文献 121 篇、管理规范具体内容相关的文件和文献共 194 篇。

（二）专家咨询和论证

本研究组织具有丰富实践经验和理论造诣的高血压防控专业人员、从事高血压治疗的临床医生和社区全科医生、卫生行政部门的管理者、从事高血压防控领域研究的理论专家等，通过德尔菲法、头脑风暴法及焦点组访谈等方式进行咨询和论证，确保研究思路和研究结果得到各方认可，以确保科学性、合理性和可操作性。具体如下。

在明确高血压防控风险因素清单、研制高危人群筛查评分表和管理规范阶段，组织 34 名有丰富实践经验的高血压防控领域的专家，包括 7 名区级疾病预防控制中心的高血压防控专业人员、13 名社区卫生服务中心的全科医生、13 名二三级医院的临床医生和 1 名大专院校的高血压防控相关研究者，围绕高血压防控风险因素清单、风险因素的重要性排序、筛查评分表的条目和分值、管理规范的构成要素、框架和具体内容进行了论证。

在优化管理规范和干预方案阶段，在干预结束后，本研究对 4 名管理人员和 3 名高血压高危对象进行了定性访谈，了解干预实施过程中管理人员和干预对象所遇到的困难和障碍及改善建议。主要问题包括"在干预实施过程中遇到了哪些困难""在实际操作过程中，哪些干预手段不够合理，以及有何改进方案"。

（三）二手数据资料

本研究利用上海市 2013 年慢性病及其风险因素调查的数据资料进行高血压高危人群筛查评分表的研制。

该项调查由上海市疾病预防控制中心在 2013 年 5～7 月份期间组织完成，以上海市 15 岁及以上常住居民（在上海市居住 6 个月以上）为目标人

群。采用多阶段分层随机抽样的方法：首先根据经济发展水平，将上海市
16 个区分为中心城区和郊区，在每个抽中的区中采取完全随机抽样法分别
抽取 60 个乡镇（街道）；在每个抽中的乡镇（街道）中按照与人口规模成比例
大小抽样法抽取 4 个行政村（居委会）；对抽中的行政村（居委会）按照地理
位置划分为几个户数大致相同的片区，每个片区内户数约为 50 户，采用随
机抽样法抽取其中 2 个片区；每个被抽中的村民小组（自然村）或居民小组
用简单随机抽样法选取 27 户居民作为调查户；按 KISH 表抽样法每户抽取
1 人。最终，全市共抽取 25 920 人，完成调查 25 657 人。该调查采用结构化
问卷，采用面对面访谈的形式进行。调查内容包括人口统计资料、社会经
济状况、临床情况（如糖尿病和血脂异常病史、高血压家族史）、体检资料（如
身高、体重、腰围、血压）及健康相关行为（如饮食、饮酒、吸烟）。

　　本研究选取其中的 A 区（中心城区）和 B 区（郊区）两个地区的调查数
据进行筛查评分表的构建。在剔除 348 个信息不完整对象后，最终本研
究共纳入 3 147 例人群的调查数据。在此基础上，将纳入对象随机分为两
组：一组为编制组；另一组为评价组。利用编制组的数据研制筛查评分表
的条目和对应的分值；利用评价组的数据确定筛查评分表的最佳临界值，
并进行筛查效果评价。具体的数据筛选过程如图 7-2 所示。

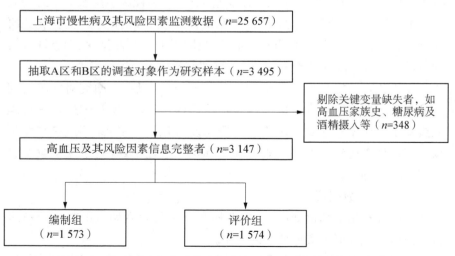

图 7-2　高血压高危人群筛查评分表研制二手资料数据筛选过程

(四) 社区干预现场调查

1. 总体设计　本研究中的干预研究总体设计是设立平行对照的社区干预研究,干预时间为 1 年。采用整群随机分组的方法,在样本社区随机抽取 6 个居委,将其随机分为干预组(3 个居委)和对照组(3 个居委)。干预组采用本研究研制的管理规范进行管理,对照组仍沿用现有的社区高血压高危人群管理方式。

2. 样本量计算　对高危人群的管理本质是对风险因素的管理,因而高危人群对风险因素的知晓、控制情况是重要效果指标。在计算样本量时,选取风险因素知识知晓率作为测算指标:首先计算单纯随机抽样方式下干预组和对照组所需样本量(样本量相同),在此基础上乘以设计效应(假设为 2),即可得到所需样本量。

单纯随机抽样样本量公式如下:

$$n_1 = n_2 = \frac{(u_\alpha + u_\beta)^2 * 2p(1-p)}{(p_1 - p_1)^2}$$

式中:n_1 和 n_2 为干预组和对照组所需样本量,p_1 和 p_2 为干预组和对照组风险因素知识知晓率的估计值,$p = (p_1 + p_2)/2$,u_α 为 α 取值时的标准正态差,u_β 为 $1 - \beta$ 水平对应的标准正态差。设 $\alpha = 0.05$,$\beta = 0.1$,$p_1 = 0.7$,$p_2 = 0.5$,按照单纯随机抽样计算得样本量为 126,乘以设计效应,需要约 252 人。考虑到实际调查时应答率为 90% 左右,最终确定干预组和对照组至少各需高血压高危人群约 280 人。

3. 样本地区与研究对象

(1) 样本地区及样本社区:本研究的干预研究于 2019 年 9 月至 2020 年 11 月期间在上海市长宁区的 A 社区进行。之所以选择在该地区开展社区干预研究,主要是因为:①该地区基础设施良好,且与课题组有长期的合作关系,配合程度更高,研究依从性更好;②本研究为探索性研究,旨在形成具有一定推广价值的高血压高危人群的筛查评分表和管理规范,在发达地区开展更有利于后续的推广工作(结合其他地区的特点进行个性化调整);③该社区已全面推开全科医生签约制度,社区高血压患者的管理工作已相对开展到位,高危人群的筛查与管理已初步开展。因此,对于完善高危人群筛查和管理工作更有积极性。

（2）研究分组：A 社区共有 17 个居委。首先，采用随机抽样的方法，从 17 个居委中随机抽取 6 个居委纳入研究；其次，采用整群随机分组的方式（利用随机数），将 3 个居委分入干预组、3 个居委分入对照组。按照前述测算的样本量，在每个居委中需选取高血压高危人群约 100 人。

（3）研究对象：针对每个纳入研究的居委，按我国高血压高危人群比例为 30% 估算，需要筛查约 350 人；按每个里弄常住人口 300～500 人估算，每个居委需要调查 1 个里弄。考虑到实施过程中调查对象需要能够理解筛查评分表和评估问卷，本研究将调查对象的年龄段选择在 35～80 岁。首先，以随机抽样方式在每个居委中抽取 1 个里弄，对样本里弄中的 35～80 岁常住人口利用本研究研制的高危人群筛查评分表进行筛查，确保筛出满足最低样本量的高血压高危人群数（若筛查完 1 个样本里弄后，高危人群数量不能满足样本量要求，则继续随机抽取第 2 个样本里弄进行筛查，直至高危人群数满足最低要求为止）。

纳入标准：①研究社区常住人口；②高血压高危人群：即通过高危筛查评分表筛选出的高危人群；③年龄 35～80 岁；④知情同意，愿意参加本研究。

排除标准：①继发性高血压患者；②不愿意参加本研究者；③认知功能低下、神志不清或严重躯体疾病不能作答者。

按照上述纳入和排除标准，最终共筛选出 607 名研究对象，其中干预组纳入 303 人，对照组纳入 304 人。

4. 调查内容　在基线期（干预前）和终末期（干预后），利用经过预试验修正完善的结构化问卷对纳入的高危人群进行调查。课题组成员和样本社区的全科医生作为调查员，对调查对象进行面对面询问后完成相应的问卷。在正式调查前，上述调查员均经过统一的培训，熟悉掌握调查内容和注意事项。调查共涉及两类问卷，分别是风险因素调查和知信行调查。

风险因素调查问卷主要包括对研究对象的高血压家族史、是否患糖尿病、是否诊断为高血脂、身高、体重、腰围及血压值的调查（附件 3）。在进行血压测量前，筛查对象保持安静状态至少 15 分钟。由社区卫生服务中心全科医生采用欧姆龙电子血压计，根据《中国高血压防治指南（2018年修订版）》中建议的标准步骤进行测量，至少测量 2 次，每次间隔 2 分钟，测量时受试者上臂或手腕的高度应与心脏高度一致。

知信行调查问卷主要包括了 4 方面内容：第 1 部分为人口学和社会经济基本状况，包括性别、年龄、婚姻、文化程度、居住状况及家庭年收入等。第 2 部分为"知识知晓"情况调查，共包括 14 道题目，涵盖对高血压基本知识、高血压风险因素以及可能引发的并发症等。例如，"是否知道高血压的诊断标准""食盐摄入过多等是否与高血压的发生有关""高血压是否会引发冠心病"。第 3 部分为"信念"调查，共有 10 道题。例如，"您是否认为戒烟对预防高血压有帮助"。第 4 部分为"行为/生活方式"调查，共有 11 道题目。例如，"进行体育锻炼的频次如何""测量血压的频次如何"。知信行调查问卷内容详见附件 4。

为了使基线期和终末期的调查更加简便，本研究在实施过程中将"高血压高危人群风险因素调查表"和"高血压高危人群知信行调查表"整合为了一份问卷。在基线期时，共发放了 630 份问卷，回收问卷 622 份，其中填写完整且无误的合格问卷为 607 份。终末调查时，共发放问卷 607份，因干预组和对照组各有一名研究对象去世失访，因此共回收问卷 605份。其中干预组 302 份，对照组 303 份。

三、质量控制方法

（一）组织保障

干预居委和对照居委及样本人群的选取、社区干预研究的现场组织等由课题组合作单位上海市长宁区疾病预防控制中心和 A 街道社区卫生服务中心提供组织协调。

（二）调查方案设计

高血压高危人群筛查评分表、在社区干预研究中使用的调查问卷，在参阅文献资料和专家咨询基础上，均向实践机构的工作人员咨询问卷的可行性，并进行调整完善。在此基础上，选取小部分调查人群开展预调查，验证问卷的适宜性及合理性。

（三）定性资料收集

访谈人员的培训：培训内容包括访谈目的、访谈技巧及记录方式等。

访谈资料收集与转录：①每次访谈在征得访谈对象知情选择同意后，用数码录音笔对访谈内容进行录音；访谈过程中由双人记录访谈内容以便相互补充和核对。②访谈结束后立刻转录录音文字,转录文字由课题组成员再次根据录音进行核对,有遗漏及时补充。

(四)定量资料收集

调查员培训:①现场调查前选取责任心强、沟通能力强的调查员进行统一培训,培训内容包括调查的目的与意义、调查表的格式与内容、调查方法和技巧、调查的注意事项、可能出现的特殊情况及应对等。②干预实施前,同样对干预居委的高血压管理人员进行培训,确保了解干预的目的、流程、方式与方法等。

现场质控:①现场调查过程中,课题组质控人员严格按照调查方案进行现场督导,对已完成的调查表格及时核对,发现问题立即修改或重新调查。②干预实施过程中,课题组不定期前往干预现场进行质控,核查是否按照干预方案实施各项内容、是否符合方案要求等,发现问题及时进行纠正。

资料录入与整理:①调查问卷回收后,由课题组核查无误后,组织人员采取双录入的方式进行问卷录入。录入时发现错误或缺漏,及时核对原始资料,采用电话回访的方式进行补充。②数据录入完成后,课题组对原始数据库再次进行逻辑较错(包括字段范围、两个相关字段的逻辑关系、编码是否正确及是否漏项或缺项等),对缺失值和异常值进行清洗。

四、数据处理与分析方法

(一)定性资料分析

访谈资料利用 Nvivo 11.0 软件进行整理和分析。在对访谈资料进行文本内容分析后,形成分析框架,进行分类编码,最后总结形成相应的支持性证据或研究观点。

(二)定量资料分析

通过 EXCEL 2019 进行数据整理并建立分析数据库;利用 SPSS 23.0 和 Stata15.0 软件进行统计分析。围绕研究目标和内容,选用描述性统计分析、单因素分析(如 t 检验、卡方检验等)、多因素 Logistic 回归、双重差分分析等方法进行分析。以下主要介绍筛查评分表的筛查效能评价、德尔菲法中的专家积极系数和专家权威系数及双重差分法。

1. **筛查评分表筛查效能评价的方法** 根据筛查标准将受试者分为阳

性和阴性两组。对筛查结果正确与否的评价,应与目前公认的"参考标准"或"金标准"进行比较,据此来评价筛查评分表的效果。常见的指标包括灵敏度、特异度、阳性预测值、阴性预测值、约登指数、ROC 曲线下面积等(表 7－1)。

表 7－1　筛查结果与"金标准"结果的关系

筛查结果	金标准		合计
	有病	无病	
＋	a(真阳性)	b(假阳性)	$a+b$
－	c(假阴性)	d(真阴性)	$c+d$
合计	$a+c$	$b+d$	$a+b+c+d$

（1）灵敏度:是筛查评分表将实际有病的人正确判断为病人的百分率,反映筛查评分表确定真正病人的能力,为真阳性率。

$$灵敏度 = \frac{a}{a+c}$$

（2）特异度:是筛查评分表将实际无病的人正确判断为非病人的百分率,反映筛查评分表确定非病人的能力。

$$特异度 = \frac{d}{b+d}$$

（3）阳性预测值:是由筛查评分表判断为阳性的样本中,真正患者所占的比例。

$$阳性预测值 = \frac{a}{a+b}$$

（4）阴性预测值:是由筛查评分表判断为阴性的样本中,真正无病者所占的比例。

$$阴性预测值 = \frac{d}{c+d}$$

（5）约登指数:是灵敏度与特异度之和减去 1,表示筛查方法发现真正的病人与非病人的总能力,范围在 0～1 之间。指数越大,筛查评分表的真实性越高。

$$约登指数＝灵敏度＋特异度－1＝\frac{a}{a+c}+\frac{d}{b+d}-1$$

（6）ROC 曲线：是反映敏感性和特异性连续变量的综合指标，用构图法揭示敏感度和特异度的相互关系。它通过将连续变量设定出多个不同的临界值，从而计算出一系列敏感度和特异度，再以灵敏度为纵坐标、（1－特异度）为横坐标连接各点绘制成的曲线。可以评价临界点在曲线上任意一点的表现，最靠近曲线左上角的点为最佳临界值。如图7－3 所示。

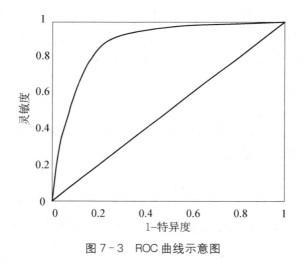

图 7-3 ROC 曲线示意图

（7）ROC 曲线下面积（AUC）：是对筛查评分表判别能力的总体评价，AUC 越大，则其诊断价值越佳。如果一个指标的灵敏度与特异度均达到 100%，则该 ROC 曲线由左边的纵坐标和图形上边组成，曲线下面积为 1；相反一个完全没有判断能力的指标其 ROC 曲线为左下角 0 坐标点与右上角的对角线，曲线下面积为 0.5。因此，AUC 的值在 0.5～1.0 之间：在 0.5～0.7 时准确性较低；在 0.7～0.9 时有一定准确性；在0.9 以上时有较高准确性。越向左上偏的曲线，曲线下面积越大，筛检能力越强。

2. 专家积极系数和权威系数　利用德尔菲法对高血压防控风险因素清单、高危人群筛查评分表和管理规范进行专家咨询与论证时,需计算专家积极系数和专家权威程度,具体如下。

(1) 专家积极系数:专家积极系数表示论证专家对课题所论证内容的关心程度,以论证表回收率表示。问卷回收率＝(回收的问卷数/发出问卷总数)×100％。

(2) 专家权威程度:专家权威程度用权威系数(Cr)表示,由专家做出判断的依据和专家对所论证内容的熟悉程度决定。专家权威程度越高,表示预测精度越高。一般认为 $Cr>0.7$ 表示权威程度高。

$$C_r = (C_a + C_s)/2$$

C_a:专家判断依据系数,C_s:专家熟悉程度系数,具体的赋值情况见判断依据及其影响程度量化表和熟悉程度系数表(表 7-2、7-3)。

$$C_a = \sum P_i K_i / M$$

式中:P_i 表示影响程度 i 所对应的判断系数,K_i 表示影响程度 i 所对应的统计频数,M 表示专家总数。

表 7-2　判断依据及其影响程度量化表

判断依据	对判断影响程度(P)				
	很大	大	中	小	很小
实践经验	0.4	0.32	0.24	0.16	0.08
理论分析	0.3	0.24	0.18	0.12	0.06
参考国内外资料	0.2	0.16	0.12	0.08	0.04
直觉	0.1	0.08	0.06	0.04	0.02

$$C_s = \sum M_j W_j / M$$

式中:M_j 表示熟悉程度 j 对应的分值,W_j 表示选择 j 项专家数,M 表示专家总数。

表7-3　专家熟悉程度系数表

熟悉程度	C_s 系数(M)
熟悉	1.0
较熟悉	0.8
一般	0.6
不太熟悉	0.4
不熟悉	0.2

3. 双重差分分析　本研究采用双重差分(DID)分析的思路比较干预组和对照组结果变量的改变情况(包括高血压发生状况、高血压防控相关知信行状况、高血压风险因素状况),据此评估干预的净效应值。DID 的基本思想就是通过对政策实施前后对照组和干预组之间差异的比较构造出反映政策效果的双重差分统计量。

其广义线性模型表达式为:

$$Y_{it} = \beta_0 + \beta_1 \times \text{group}_{it} + \beta_2 \times \text{time}_{it} + \beta_3 \times \text{group}_{it} \times \text{time}_{it} + \varphi X_{it} + \varepsilon_{it}$$

式中:Y 为被解释变量,time 和 group 是分别代表时间和分组的虚拟变量。group×time 为时间和分组虚拟变量的交互作用,X 为可以观察到的控制变量,校正性别、年龄、文化、年收入等,ε 是随机误差项。i 代表每一个个体,t 代表不同时间点;$i=0$ 和 1 时分别代表对照组和干预组,$t=0$ 和 1 时分别代表干预前和干预后。不论 Y 为定量资料或定性资料,均可采用广义线性模型进行回归模型的拟合,所得的交互项偏回归系数 β_3 为双重差分估计量,对应的 t 值和 P 值可以进行双重差分估计量的统计推断。

五、技术路线图

本研究的技术路线图如图7-4所示。

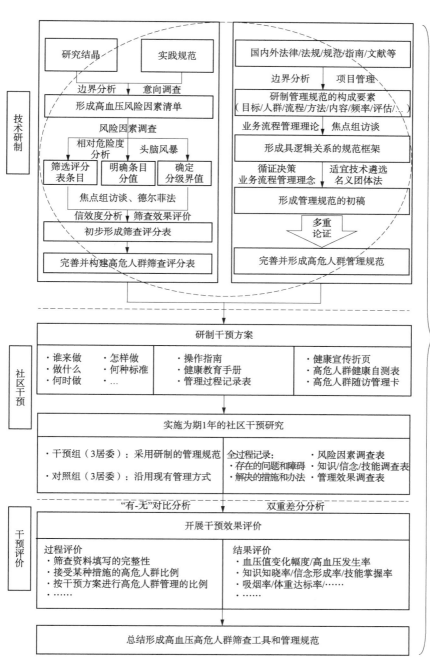

图 7-4 研究技术路线图

附件1　各个途径提及的高血压防控风险因素情况

编号	研究文献途径	专业机构网站途径	协会联盟网站途径	新闻舆情网站途径	指南规范途径	合并提及的风险因素
1	是否在职	职业类别	职业类别	职业类别	职业类别	是否在职
2	职业类别	文化程度	文化程度	文化程度	文化程度	职业类别
3	文化程度	个人经济收入	个人经济收入	个人经济收入	个人经济收入	文化程度
4	个人经济收入	性别	性别	性别	性别	个人经济收入
5	性别	种族	种族	种族	种族	性别
6	种族	是否为流动人口	医疗保险类型	是否为流动人口	户口类型	种族
7	医疗保险类型	医疗保险类型	户口类型	户口类型	所在地区	是否为流动人口
8	户口类型	所在地区	所在地区	所在地区	日常生活环境（工作、居住）	医疗保险类型
9	所在地区	日常生活环境（工作、居住）	日常生活环境（工作、居住）	日常生活环境（工作、居住）	心理状况（紧张、抑郁、焦虑）	户口类型
10	日常生活环境（工作、居住）	家庭月收入	家庭人数	家庭人数	自我效能感	所在地区
11	家庭人数	婚姻状况	家庭月收入	婚姻状况	吸烟	日常生活环境（工作、居住）

（续表）

编号	研究文献途径	专业机构网站途径	协会联盟网站途径	新闻舆情网站途径	指南规范途径	合并提及的风险因素
12	家庭月收入	社会保护情况	婚姻状况	高血压防控相关政策	饮酒	家庭人数
13	婚姻状况	高血压防控相关政策	心理状况（紧张、抑郁、焦虑）	心理状况（紧张、抑郁、焦虑）	饮水量	家庭月收入
14	社会保护情况	心理状况（紧张、抑郁、焦虑）	自我效能感	自我效能感	喝茶、咖啡	婚姻状况
15	心理状况（紧张、抑郁、焦虑）	对高血压防控的重要性认知	对高血压防控的重要性认知	对高血压防控的重要性认知	蔬菜摄入量	社会保护情况
16	自我效能感	性格	性格	性格	水果摄入量	高血压防控相关政策
17	对高血压防控的重要性认知	吸烟	吸烟	吸烟	红肉摄入量	心理状况（紧张、抑郁、焦虑）
18	生活满意度	饮酒	饮酒	饮酒	谷薯类摄入量	自我效能感
19	性格	喝茶、咖啡	饮水量	饮水量	乳制、豆制品摄入量	对高血压防控的重要性认知
20	吸烟	蔬菜摄入量	喝茶、咖啡	喝茶、咖啡	蛋类摄入量	生活满意度
21	饮酒	水果摄入量	蔬菜摄入量	蔬菜摄入量	海产品摄入量	性格
22	饮水量	红肉摄入量	水果摄入量	水果摄入量	食物烹调方式	吸烟
23	喝茶、咖啡	谷薯类摄入量	红肉摄入量	红肉摄入量	荤素比例	饮酒
24	蔬菜摄入量	乳制、豆制品摄入量	谷薯类摄入量	谷薯类摄入量	营养素供能比例	饮水量
25	水果摄入量	蛋类摄入量	乳制、豆制品摄入量	乳制、豆制品摄入量	微量元素缺乏	喝茶、咖啡
26	红肉摄入量	海产品摄入量	蛋类摄入量	蛋类摄入量	维生素缺乏	蔬菜摄入量
27	谷薯类摄入量	鱼油摄入量	海产品摄入量	海产品摄入量	高嘌呤饮食	水果摄入量

（续表）

编号	研究文献途径	专业机构网站途径	协会联盟网站途径	新闻舆情网站途径	指南规范途径	合并提及的风险因素
28	乳制、豆制品摄入量	食物烹调方式	鱼油摄入量	鱼油摄入量	高脂饮食	红肉摄入量
29	蛋类摄入量	荤素比例	食物烹调方式	食物烹调方式	糖摄入量	谷薯类摄入量
30	海产品摄入量	营养素供能比例	荤素比例	荤素比例	食盐摄入量	乳制、豆制品摄入量
31	鱼油摄入量	微量元素缺乏	营养素供能比例	营养素供能比例	睡眠质量	蛋类摄入量
32	食物烹调方式	维生素缺乏	过度饱食	过度饱食	静坐时间	海产品摄入量
33	荤素比例	三餐不全	过快饮食	过快饮食	规律运动时间	鱼油摄入量
34	营养素供能比例	高嘌呤饮食	微量元素缺乏	是否在家饮食	口服避孕药	食物烹调方式
35	过度饱食	高脂饮食	维生素缺乏	微量元素缺乏	口服消炎药	荤素比例
36	过快饮食	糖摄入量	三餐不全	维生素缺乏	规律服用高血压治疗药物	营养素供能比例
37	是否在家饮食	食盐摄入量	高嘌呤饮食	三餐不全	血压监测	过度饱食
38	微量元素缺乏	睡眠质量	高脂饮食	高嘌呤饮食	查看食品标签	过快饮食
39	维生素缺乏	睡眠时间	糖摄入量	高脂饮食	年龄	是否在家饮食
40	三餐不全	出行方式	食盐摄入量	糖摄入量	女性绝经期	微量元素缺乏
41	高嘌呤饮食	静坐时间	睡眠质量	食盐摄入量	高血压家族史	维生素缺乏
42	高脂饮食	规律运动时间	睡眠时间	睡眠质量	心脑血管病家族史	三餐不全
43	糖摄入量	规律服用高血压治疗药物	出行方式	睡眠时间	BMI	高嘌呤饮食
44	食盐摄入量	性生活	静坐时间	出行方式	腰围	高脂饮食

（续表）

编号	研究文献途径	专业机构网站途径	协会联盟网站途径	新闻舆情网站途径	指南规范途径	合并提及的风险因素
45	睡眠质量	血压监测	规律运动时间	静坐时间	肌酐	糖摄入量
46	睡眠时间	口腔卫生	口服避孕药	规律运动时间	白蛋白尿	食盐摄入量
47	出行方式	日照量	口服消炎药	口服避孕药	糖尿病（高血糖）	睡眠质量
48	静坐时间	接受健康教育	规律服用高血压治疗药物	口服消炎药	高脂血症	睡眠时间
49	规律运动时间	年龄	性生活	规律服用高血压治疗药物	脑卒中	出行方式
50	口服避孕药	生育年龄	血压监测	性生活	醛固酮增多症	静坐时间
51	口服消炎药	高血压家族史	接受健康教育	血压监测	代谢综合征	规律运动时间
52	规律服用高血压治疗药物	BMI	年龄	口腔卫生	痛风（尿酸升高）	口服避孕药
53	血压监测	腰围	高血压家族史	日照量	肾脏疾病	口服消炎药
54	口腔卫生	腰臀比	高脂血症家族史	按时排便	甲状腺功能亢进症	规律服用高血压治疗药物
55	日照量	C反应蛋白	心脑血管病家族史	吸毒	高半胱氨酸血症	性生活
56	吸毒	糖尿病（高血糖）	早产史	查看食品标签	高胰岛素症（胰岛素抵抗）	血压监测
57	查看食品标签	高脂血症	BMI	接受健康教育	是否纳入社区管理	口腔卫生
58	接受健康教育	脑卒中	体脂率	年龄	医院医疗服务质量	日照量
59	年龄	代谢综合征	内脏脂肪率	生育年龄	高血压管理的方式	按时排便

（续表）

编号	研究文献途径	专业机构网站途径	协会联盟网站途径	新闻舆情网站途径	指南规范途径	合并提及的风险因素
60	生育年龄	残疾	腰围	高血压家族史	高血压管理的时间段（上午/中午/下午）	吸毒
61	女性绝经期	肾脏疾病	腰臀比	高脂血症家族史	纳入社区管理的时间	查看食品标签
62	高血压家族史	高黏稠血症	心率	心脑血管病家族史		接受健康教育
63	高脂血症家族史	疱疹病毒感染	肌酐	BMI		年龄
64	心脑血管病家族史	锥虫病	叶酸	体脂率		生育年龄
65	早产史	是否纳入社区管理	C反应蛋白	内脏脂肪率		女性绝经期
66	出生体重	高血压管理的方式	尿白蛋白	腰围		高血压家族史
67	BMI	高血压管理的时间段（上午/中午/下午）	糖尿病（高血糖）	腰臀比		高脂血症家族史
68	体脂率	纳入社区管理的时间	高脂血症	臂围		心脑血管病家族史
69	内脏脂肪率		哮喘	腿围		早产史
70	腰围		脑卒中	心率		出生体重
71	腰臀比		艾滋病、梅毒	叶酸		BMI
72	臂围		代谢综合征	糖尿病（高血糖）		体脂率
73	腿围		痛风（尿酸升高）	高脂血症		内脏脂肪率
74	心输出量		残疾	脑卒中		腰围
75	心率		肾脏疾病	艾滋病、梅毒		腰臀比
76	肺活量		高黏稠血症	代谢综合征		臂围
77	白细胞数		高半胱氨酸血症	痛风（尿酸升高）		腿围

（续表）

编号	研究文献途径	专业机构网站途径	协会联盟网站途径	新闻舆情网站途径	指南规范途径	合并提及的风险因素
78	肌酐		高胰岛素血症（胰岛素抵抗）	肾脏疾病		心输出量
79	叶酸		是否纳入社区管理	高黏稠血症		心率
80	C反应蛋白		高血压管理的方式	高半胱氨酸血症		肺活量
81	尿白蛋白			高胰岛素血症		白细胞数
82	活性羰基			大肠埃希菌感染		肌酐
83	糖尿病（高血糖）			是否纳入社区管理		叶酸
84	高脂血症			高血压管理的方式		C反应蛋白
85	哮喘					尿白蛋白
86	脑卒中					活性羰基
87	艾滋病、梅毒					糖尿病（高血糖）
88	醛固酮增多症					高脂血症
89	代谢综合征					哮喘
90	痛风（尿酸升高）					脑卒中
91	残疾					艾滋病、梅毒
92	肾脏疾病					醛固酮增多症
93	高黏稠血症					代谢综合征
94	甲状腺功能亢进症					痛风（尿酸升高）
95	高半胱氨酸血症					残疾
96	高胰岛素血症（胰岛素抵抗）					肾脏疾病

（续表）

编号	研究文献途径	专业机构网站途径	协会联盟网站途径	新闻舆情网站途径	指南规范途径	合并提及的风险因素
97	大肠埃希菌感染					高黏稠血症
98	疱疹病毒感染					甲状腺功能亢进症
99	锥虫病					高半胱氨酸血症症
100	巨细胞病毒感染					高胰岛素血症（胰岛素抵抗）
101	是否纳入社区管理					大肠埃希菌感染
102	医院医疗服务质量					疱疹病毒感染
103	高血压管理的方式					锥虫病
104	纳入社区管理的时间					巨细胞病毒感染
105						是否纳入社区管理
106						医院医疗服务质量
107						高血压管理的方式
108						高血压管理的时间段（上午/中午/下午）
109						纳入社区管理的时间

附件 2　高血压高危人群筛查评分表

条目	分值/分		得分
年龄（≥60 岁）	是：3	否：0	
高血压家族史	是：3	否：0	
糖尿病患者	是：2	否：0	
血脂异常	是：2	否：0	
BMI（≥24 kg/m²）	是：2	否：0	
腹型肥胖（男性腰围≥90 cm；女性腰围≥85 cm）	是：2	否：0	
总分			

注：筛查评分表得分为各条目加总的得分，总得分≥6 分时可判定为高血压高危人群。

附件3 高血压高危人群风险因素调查表

编号	问题(请将答案直接填写在右侧的应答栏中)	应答
1.1	姓名:	
1.2	年龄:	
1.3	您的父母是否患有高血压? (1)是 (2)否 (3)不清楚	
1.4	您有没有被乡镇卫生院或社区卫生服务中心或以上级别医疗机构诊断患有高血压? (1)有 (2)没有	
1.5	您有没有被乡镇卫生院或社区卫生服务中心或以上级别医疗机构诊断患有糖尿病? (1)有 (2)没有	
1.6	您有没有被乡镇卫生院或社区卫生服务中心或以上级别医疗机构诊断为血脂异常或高血脂? (1)有 (2)没有	
1.7	身高测量:_____cm(由测量人员填写)	
1.8	体重测量:_____kg(由测量人员填写)	
1.9	腰围测量:_____cm(由测量人员填写)	
1.10	血压测量:收缩压_____mmHg,舒张压_____mmHg(由测量人员填写)	

调查时间:_____   调查员签名:_____

附件4 高血压高危人群知信行调查表

尊敬的居民朋友：

您好！本次调查的目的是了解上海市社区高血压高危人群的知信行状况，为促进高血压高危人群规范化管理，提升大家的生命质量提供依据。请根据您的实际情况进行回答，我们将对您的所有信息保密，谢谢您的配合！

您是否同意参与该调查(请打√)：同意(   )，不同意(   )

调查对象签名：_____

附表1　个人基本情况调查

编号	问题(请将答案直接填写在右侧的应答栏中)	应答
1.1	您的姓名：	
1.2	性别：(1) 男　(2) 女	
1.3	您的出生年月	
1.4	您的民族：(1) 汉族　(2) 其他	
1.5	您的籍贯所在地：(1) 上海籍　(2) 其他省市	
1.6	您的婚姻状况：(1) 未婚　(2) 已婚　(3) 离异　(4) 丧偶	
1.7	您的文化程度： (1) 小学及以下　(2) 初中　(3) 高中/中专 (4) 大学/大专　(5) 硕士及以上	
1.8	您的职业： (1) 管理人员　(2) 专业技术人员　(3) 办事人员　(4) 商业、服务业人员　(5) 农林牧渔水利业生产人员　(6) 生产、运输设备操作人员　(7) 军人　(8) 其他　(9) 离退休人员 (10) 在校学生　(11) 失业　(12) 无业	
1.9	您的医疗保险类别(可多选)： (1) 城镇居民医疗保险　(2) 城镇职工医疗保险　(3) 新农合 (4) 商业保险　(5) 公费医疗　(6) 无医疗保险　(7) 其他	
1.10	您家(大部分时间居住在一起)有几口人？	
1.11	您的个人年收入大约为(元)： (1) <20 000　(2) 20 000～39 999　(3) 40 000～59 999 (4) 60 000～79 999　(5) 80 000～99 999　(6) 100 000～119 999　(7) 120 000～139 999　(8) ≥140 000	

附表2 高血压防控相关知识知晓情况

编号	问题(请将答案直接填写在右侧的应答栏中)	应答
2.1	高血压是终身性的疾病吗? (1) 是　(2) 不是　(3) 不知道	
2.2	高血压可以预防吗? (1) 可以　(2) 不可以　(3) 不知道	
2.3	成人高血压的诊断标准为: (1) 150/100 mmHg　(2) 140/90 mmHg　(3) 不知道	
2.4	吸烟与高血压的发生有关系吗? (1) 有　(2) 没有　(3) 不知道	
2.5	长期饮酒与高血压的发生有关系吗? (1) 有　(2) 没有　(3) 不知道	
2.6	食盐摄入过多与高血压的发生有关系吗? (1) 有　(2) 没有　(3) 不知道	
2.7	肥胖或超重体质与高血压的发生有关系吗? (1) 有　(2) 没有　(3) 不知道	
2.8	缺少锻炼与高血压的发生有关系吗? (1) 有　(2) 没有　(3) 不知道	
2.9	A型性格(动作快、性急、好胜、易激动)与高血压的发生有关系吗? (1) 有　(2) 没有　(3) 不知道	
2.10	精神压力大与高血压的发生有关系吗? (1) 有　(2) 没有　(3) 不知道	
2.11	睡眠不足与高血压的发生有关系吗? (1) 有　(2) 没有　(3) 不知道	
2.12	高血压家族史,即遗传因素与高血压的发生有关系吗? (1) 有　(2) 没有　(3) 不知道	
2.13	高血压病人有可能进展为哪些疾病?(可多选) (1) 冠心病　(2) 脑卒中(中风)　(3) 心力衰竭　(4) 不知道	
2.14	一般成年人每天吃盐不能超过多少克? (1) 6 g　(2) 9 g　(3) 都不是　(4) 不知道	

附表3　高血压防控相关信念形成情况

编号	问题(请将答案直接填写在右侧的应答栏中)	应答
3.1	对于高血压高危人群您认为有必要改善生活方式吗? (1) 没想过　(2) 有必要　(3) 没有必要	
3.2	您是否认为少吃盐对预防高血压有帮助? (1) 没想过　(2) 是　(3) 否	
3.3	您是否认为少摄入油脂对预防高血压有帮助? (1) 没想过　(2) 是　(3) 否	
3.4	您是否认为戒烟对预防高血压有帮助? (1) 没想过　(2) 是　(3) 否	
3.5	您是否认为少饮酒对预防高血压有帮助? (1) 没想过　(2) 是　(3) 否	
3.6	您是否认为控制体重对预防高血压有帮助? (1) 没想过　(2) 是　(3) 否	
3.7	您是否认为锻炼身体对预防高血压有帮助? (1) 没想过　(2) 是　(3) 否	
3.8	您是否认为保持精神愉悦对预防高血压有帮助? (1) 没想过　(2) 是　(3) 否	
3.9	您是否认为充足睡眠对预防高血压有帮助? (1) 没想过　(2) 是　(3) 否	
3.10	您是否认为高血压高危人群有必要定期测量血压? (1) 没想过　(2) 是　(3) 否	

附表4　高血压健康相关行为形成情况

编号	问题(请将答案直接填写在右侧的应答栏中)	应答
4.1	您目前是否吸烟? (1) 经常吸烟(每天吸烟1支以上,连续或累计6个月) (2) 偶尔吸(每周吸烟超过4次,但平均每天不足1支) (3) 以前吸,现在不吸　(4) 从不吸烟	
4.2	您是否打算戒烟?(询问目前吸烟者) (1) 是　(2) 有打算,但不知何时实行　(3) 否,没有戒烟打算 (4) 不知道	

编号	问题(请将答案直接填写在右侧的应答栏中)	应答
4.3	您日常是否饮酒？ (1) 经常饮酒(白酒每天≥50 ml/红酒每天≥100 ml/啤酒每天≥250 ml)　(2) 偶尔饮酒(白酒每天<50 ml/红酒每天<100 ml/啤酒每天<250 ml)　(3) 过去饮,现在戒了　(4) 从不饮酒	
4.4	您日常的饮食口味如何？ (1) 偏咸　(2) 偏淡　(3) 不咸不淡　(4) 不清楚	
4.5	您日常的饮食习惯如何？ (1) 偏油　(2) 偏清淡　(3) 适中　(4) 不清楚	
4.6	您日常吃新鲜水果的频次如何？ (1) 每天都吃　(2) 4～6 次/周　(3) 1～3 次/周　(4) 很少吃	
4.7	您日常吃肉的频次如何？ (1) 每天都吃　(2) 4～6 次/周　(3) 1～3 次/周　(4) 很少吃	
4.8	您日常吃蔬菜的频次如何？ (1) 每天都吃　(2) 4～6 次/周　(3) 1～3 次/周　(4) 很少吃	
4.9	您日常三餐荤素比列如何？ (1) 肉多素菜少或几乎全肉　(2) 荤素几乎各半 (3) 素菜多肉少或基本全素　(4) 不知道	
4.10	您监测体重的频次如何？ (1) 每月 1 次或者 1 次以上　(2) 平均每季度 1 次 (3) 每年测 1 次　(4) 很少测量	
4.11	您日常进行体育锻炼的频次如何？ (1) 每天坚持锻炼　(2) 4～6 次/周 (3) 1～3 次/周　(4) 很少锻炼或几乎不锻炼	
4.12	您经常感觉工作或者生活压力很大吗？ (1) 从不或很少　(2) 偶尔　(3) 经常　(4) 不知道	
4.13	您遇事容易紧张、急躁吗？ (1) 从不或很少　(2) 偶尔　(3) 经常　(4) 不知道	
4.14	您日常测血压的频次如何？ (1) 每月 1 次或者 1 次以上　(2) 平均每季度一次 (3) 每年测一次　(4) 很少测量	

附表 5　高血压高危人群的管理需求

编号	问题(请将答案直接填写在右侧的应答栏中)	应答
5.1	您希望通过哪种方式获取高血压相关知识? (1) 讲座 (2) 专家指导 (3) 宣传资料、小册子 (4) 做题、测试(网络) (5) 微信、微博或健康网站等新媒体 (6) 其他＿＿＿＿＿(请填写)	

调查时间:＿＿＿＿＿　　　　调查员签名:＿＿＿＿＿

附件5　高血压健康宣传折页示例

健康小贴士：

什么是高血压？

血压是什么？

血液对血管壁产生的压力就是血压。

当心脏收缩时，血液被射入动脉血管中，这时产生的血压最高，称为收缩压，也就是俗称的"高压"；

当心脏进入扩张状态时，动脉血管中血压逐渐下降至一定限度，称之为舒张压，也就是俗称的"低压"。

高血压又是什么？

在未使用降压药物的情况下，非同日3次测量血压，收缩压≥140 mmHg和（或）舒张压≥90 mmHg，就可以判断为高血压。收缩压≥140 mmHg且舒张压＜90 mmHg为单纯性收缩期高血压。

既往有高血压史，目前正在使用降压药物，血压虽然低于140/90 mmHg，也诊断为高血压。

高血压疾病按严重程度分为轻度、中度、重度，即一、二、三级。每个级别的治疗方式也不一样哦。

分类	收缩压		舒张压
正常血压	＜120	和	＜80
正常高值	120～139	或	80～89
高血压	≥140	或	≥90
1级高血压（轻度）	140～159	或	90～99
2级高血压（中度）	160～179	或	100～109
3级高血压（重度）	≥180	或	≥110
单纯收缩期高血压	≥140	和	＜90

（单位：mmHg）

附件6　高血压高危人群健康自测表

健康自测表：		
适量运动	□是　□否	健康人每周应至少运动 3 次,每次 30 分钟。
合理膳食	□是　□否	每日的食谱应包括奶类、肉类、蔬菜水果和五谷等四大类;主食与副食搭配、粗粮与细粮搭配、荤菜与素菜搭配;早餐吃好、午餐吃饱、晚餐少而淡
控制体重	□是　□否	BMI 保持<24 kg/m²
限　　盐	□是　□否	膳食限盐,每日平均不大于 6 g
控　　烟	□是　□否	—
限　　酒	□是　□否	成年男性一天饮用酒的酒精量不超过 25 g,相当于啤酒 750 ml(1 瓶),或葡萄酒 250 ml(1 杯),或 38 度白酒 75 g(1.5 两),或高度白酒 50 g(1 两)。成年女性一天饮用酒的酒精量不超过 15 g,相当于啤酒 450 ml,或葡萄酒 150 ml,或 38 度白酒 50 g
定期监测血压	□是　□否	_____次/月
规律作息	□是　□否	一般成人每天要保证 7～8 小时睡眠

填写说明:

1. 请依据自身真实情况在"是/否"前面的□打勾
2. 请在每月最后一天前填写

填写日期:_____年_____月

附件 7　高血压高危人群随访管理卡

编号：

随访方式：□集体随访　□线上随访　□电话随访　□上门随访

基本信息					
姓名：					
检查项目					
身高	cm	体重	kg	BMI	kg/m²
腰围	cm	收缩压/舒张压	/ mmHg		
风险因素进展情况					
糖尿病	□有　□无		超重或肥胖	□有　□无	
血脂异常	□有　□无		腹型肥胖	□有　□无	
健康行为情况					
饮食口味	□偏咸　□适中　□偏淡				
吸烟情况	□有（每天吸烟　　支，比上次增加/减少　　支） □无				
饮酒情况	□有（每天饮啤/黄/白/葡萄酒　　两，比上次增加/减少　　两） □无				
体力活动情况	□有（每周　　次，每次　　分钟） □无				
血压自我检测情况	□有（频率：　　次/周） □无				
睡眠不足情况	□有（每周　　次） □无				

随访医生：　　　　　　　　随访时间：

附件8　高血压高危人群干预过程记录表

干预工作	具体形式	开展情况	工作指标
健康教育及生活方式指导	举办健康讲座	□是　□否	1. 讲座题目：_____ 2. 参加讲座的人数：_____人 3. 现场照片
	发放健康宣传资料	□是　□否	1. 宣传资料内容：_____ 2. 宣传资料发放的次数：_____次；份数：_____份
	微信群健康科普宣传	□是　□否	1. 科普贴内容：_____ 2. 推送的次数：_____次；测试问卷回收数：_____份
随访管理	集体随访	□是　□否	随访人数：_____人
	线上随访	□是　□否	随访人数：_____人
	电话随访	□是　□否	随访人数：_____人
	上门随访	□是　□否	随访人数：_____人
自我管理	健康自测表	□是　□否	自测表完成人数：_____月_____人；_____月_____人；_____月_____人。填写完整率：_____

随访人：　　　　　　随访时间：

主要参考文献

［1］ 曹先廷,钱洪智.高血压高危人群健康生活方式的指导[J].中国社区医师,2010,
12(3):158.

［2］ 常亮,常靖,冯石献,等.2007年河南省部分地区居民高血压患病现况及影响因
素分析[J].现代预防医学,2013,40(1):94－96.

［3］ 陈德喜,吕家爱.代谢综合征及其影响因素研究进展[J].实用预防医学,2017,24
(9):1148－1152.

［4］ 陈娟,谢继安,叶逯,等.合肥市15岁及以上城乡居民高血压患病状况调查分析
[J].中华疾病控制杂志,2016,20(4):366－369.

［5］ 陈仁友.基于健康促进控制慢病风险因素的行为干预研究[D].济南:山东大
学,2012.

［6］ 陈诗颖,吴逸海,林少炜,等.福建省沿海地区城镇青年高血压流行现状及其影
响因素[J].中华高血压杂志,2015,23(11):1080－1083.

［7］ 陈首英,席志梅,左群.不同经济水平农村居民原发性高血压风险因素分析
[J].中国高血压杂志,2007,15(9):764－767.

［8］ 陈旭,郭健,肖飞.血脂异常实验室诊断标准研究进展[J].中国临床医生杂志,
2011,39(9):23－26.

［9］ 邓晓燕,陈虾,杨少洁,等.高血压高危评估量表的应用性研究[J].实用预防医
学,2015,22(8):942－946.

［10］ 董颖娜.社区脑卒中合并高血压患者及高危人群健康教育的必要性和效果探讨
[J].中国医药指南,2018,16(28):164－165.

［11］ 杜敏.早期健康教育对高血压预防效果的作用分析[J].中国医药指南,2019,17
(18):157－158.

［12］ 杜维婧.我国农村居民健康的社会决定因素研究[D].北京:中国疾病预防控制
中心,2012.

［13］ 杜晓甫,梁明斌,方乐,等.动机访谈式健康教育减盐干预对高血压患者和高危
人群知信行及氯化钠摄入量改变效果分析[J].中国慢性病预防与控制,2018,26
(12):895－899.

［14］ 冯文霞,冯文海.邯郸市某社区中青年高血压高危人群系统化健康教育效果
[J].职业与健康,2018,34(20):2823－2826.

[15] 付静.浅谈原发性高血压患者服药依从性的影响因素及对策[J].中西医结合心血管病电子杂志,2016,4(19):32-33.

[16] 甘灵玲.社区居民高血压前期针对性干预方法、症状改善及疗效观察[J].心血管病防治知识(学术版),2020,10(17):32-35.

[17] 高硕阳,严小玲,归德兴,等.上海市华亭镇社区高血压高危人群综合干预研究[J].中国初级卫生保健,2019,33(11):69-71,75.

[18] 高西美,于晶,林亚杰,等.520例高血压高危人群风险因素综合性干预的效果分析[J].山东大学学报(医学版),2011,49(9):81-82,87.

[19] 高新颖.早产增加妇女远期高血压的发病风险[D].唐山:华北理工大学,2015.

[20] 葛运芬,王希,李敏.家庭医生签约式干预对社区高血压患者血压控制效果的影响[J].现代诊断与治疗,2017,56(7):73-75.

[21] 龚幼龙,严非.社会医学[M].上海:复旦大学出版社,2009.

[22] 古学斌,阮曾媛琪.本土中国社会工作的研究、实践与反思[M].北京:社会科学文献出版社,2004.

[23] 顾东辉.下岗职工的非正式社会支持与求职行为———以上海为例[J].中国社会工作研究,2002(1):26.

[24] 郭铃.高血压高危人群膳食干预效果调查[J].预防医学,2007,19(8):44-45.

[25] 郭岩,谢铮.用一代人时间弥合差距——健康社会决定因素理论及其国际经验[J].北京大学学报(医学版),2009,41(2):125-128.

[26] 国家卫生计生委疾病预防控制局.中国居民营养与慢性病状况报告(2015年)[M].北京:人民卫生出版社,2015.

[27] 国家心血管中心.中国心血管报告2013[M].北京:中国大百科全书出版社,2014.

[28] 韩冰,梁森,冯化飞,等.河南省35~74岁居民高血压患病率及影响因素[J].中国公共卫生,2014,30(2):193-196.

[29] 韩熙瑞,白燕,张占军,等.包头市青山区高血压患者生存质量现状及高血压的影响因素[J].中华高血压杂志,2012,20(11):1061-1070.

[30] 汉辞网.社会地位的意思[EB/OL].(2018-03-14)[2022-02-11].http://www.hydcd.com/cd/htm13/ci242307c.htm.

[31] 郝模.卫生政策学[M].2版.北京:人民卫生出版社,2013.

[32] 胡剑平,谈世进,丁在咸.雄性激素在高盐引发高血压中的作用[J].中华高血压杂志,2008,16(11):991-993.

[33] 胡荣华,陈琰.农村居民生活满意度的影响因素分析[J].统计研究,2012,29(5):79-83.

[34] 黄华,梁红梅,罗奇智,等.孕妇血清同型半胱氨酸、叶酸、维生素B12水平与妊娠高血压综合征关系探讨[J].国际检验医学杂志,2014,35(21):2869-2871.

[35] 黄晶晶.天津市市区高血压前期人群高血压发病风险因素的定量评价[D].天津:天津医科大学,2016.

[36] 黄淑芬,黄彬,曾瑶池,等. 新媒体在老年患者子女健康素养干预中的应用[J]. 中国老年保健医学,2014,12(4):18-20.

[37] 黄万琪,郭利,黄黎明,等. 高校教师原发性高血压风险因素分析[J]. 中国公共卫生,2013,29(12):1820-1821.

[38] 贾才. 浅谈医疗质量管理的新概念[C]//全国深化医院管理年活动暨加强医院管理与医疗服务研讨会论文集. 北京:中华医学会继续教育部,2010:68-69.

[39] 贾勇,梅祎祎,潘雅洁,等. 丹东市≥15岁农村居民高血压现状及影响因素分析[J]. 中国公共卫生,2016,32(6):736-739.

[40] 简序,王金和,程佩兰. C反应蛋白的临床研究进展[J]. 国际检验医学杂志,2004,25(5):471-473.

[41] 江慧. 农村居民2型糖尿病筛查问卷的编制[D]. 长沙:中南大学,2011.

[42] 姜立文,李程跃,郝模,等. 主要慢性病死亡对期望寿命变化归因的分析[J]. 中国卫生资源,2015,18(2):92-94.

[43] 蒋潇,陈楠. 慢性肾脏病高血压诊治:指南和争议[J]. 中国实用内科杂志,2014,34(6):572-575.

[44] 蒋怡然,王卫庆. 中国原发性醛固酮增多症诊治专家共识解读[J]. 诊断学理论与实践,2016,15(4):350-353.

[45] 孔灵芝,白雅敏. 落实关口前移策略、开展慢性病高风险人群健康管理[J]. 中国慢性病预防与控制,2015,23(7):481-482.

[46] 孔懋,葛彩英,张晓蕾. 清晨高血压社区管理模式探索与研究[J]. 山西医药杂志,2013,42(17):1066-1067.

[47] 黎衍云,李锐,张胜年. 无症状糖尿病不同筛查方法效果评价[J]. 中国公共卫生,2006,22(6):687-689.

[48] 李春玲. 当代中国社会的声望分层——职业声望与社会经济地位指数测量[J]. 社会学研究,2005(2):74-102.

[49] 李鲁波. 中老年高尿酸血症与高血压关系分析[J]. 预防医学,2010,22(8):78.

[50] 李晓惠,贝冬莲,邹晓清. 社区居民对社区健康服务满意度的调查分析[J]. 医学与社会,2000,13(6):14-18.

[51] 李艳,连燕舒,褚新春,等. 镇村一体化背景下苏州农村高血压高危人群精细化管理的干预效果评价[J]. 中国当代医药,2020,27(36):245-249.

[52] 李一明,刘颜. 浅析居民接受社区健康保健服务的依从性[J]. 中国全科医学,2002,5(8):624-625.

[53] 李玉青,曹远,刘秀荣. 北京市居民血压测量行为调查[J]. 中国慢性病预防与控制,2015,23(5):362-364.

[54] 连燕舒,褚新春,娄德,等. 苏南农村居民高血压高危人群的综合干预效果评价[J]. 中华疾病控制杂志,2014,18(9):825-828.

[55] 梁小华,朱坤. 我国高血压社区健康管理的问题与对策研究[J]. 中国卫生事业管理,2012,29(6):413-414,438.

[56]　林东杰,叶鹏.含糖饮料、个体糖摄入量与血压的关系[J].中华高血压杂志,2011,19(11):1023.

[57]　林伟玲.预防性健康教育指导对高血压前期人群血压控制的影响分析[J].心血管病防治知识,2020,10(27):39-41.

[58]　林小凤.远程心电、血压检测系统对社区慢性病患者疾病监控效果的影响研究[J].中国实用医刊,2017,44(14):18-20.

[59]　刘凤荣,汤传忠.微量元素失衡与人体健康[C]//第二届泰山微量元素高级论坛汇编.济南:山东省科学技术协会,2008:158-160.

[60]　刘奉丹,黄艳,赵洁.上海四平社区高血压综合管理药物治疗情况分析[J].中国全科医学,2010,13(28):3220-3222.

[61]　刘力生.中国老年收缩期高血压临床试验总结报告[J].中华老年心脑血管病杂志,2000,2(6):365-367.

[62]　刘明波,李镒冲,刘世炜,等.2010年中国人群高血压疾病负担[J].中华流行病学杂志,2014,35(6):680-683.

[63]　刘文江,李斌.重心下沉关口前移　构建社区疾病预防控制新体系[J].中国初级卫生保健,2008,22(3):61-63.

[64]　刘艺,苗志敏,赵世华,等.山东沿海地区女性高血压流行病学特征的五年对比研究[J].中华疾病控制杂志,2013,17(8):695-698.

[65]　刘玉红,杨辉.高血压高危人群行为干预效果评估[J].中国民康医学,2008,20(9):946.

[66]　卢立新,王培玉,张东.北京市德胜社区高血压高危人群综合干预效果分析[J].中国自然医学杂志,2010,12(2):90-92.

[67]　罗雪琚.从普通病例谈高血压发病率的攀升[J].中华高血压杂志,2016,24(5):402.

[68]　吕敬奇.社区对高血压病高危人群早期干预效果及需求分析[J].中国社区医师,2014,30(25):158.

[69]　吕伟波,陈小琴.社区高血压前期人群应用聚焦解决模式的效果分析[J].中外医学研究,2020,18(14):160-162.

[70]　马纪林,张雪平,李玉丽.高血压与尿酸血脂及肌酐水平相关性探讨[J].中国预防医学杂志,2013,14(2):127-131.

[71]　马骁.健康教育学[M].北京:人民卫生出版社,2012.

[72]　马玉霞,张兵,王惠君,等.体质指数、腰围、腰臀比、腰围身高比与城乡居民血压关系的研究[J].卫生研究,2012,41(1):70-74.

[73]　毛淋淇.基于风险认知的社区糖尿病患者家属干预方案研究[D].上海:复旦大学,2019.

[74]　米娜娃尔·阿木提.不同民族高血压知晓率、服药率和控制率现状调查[J].中国社区医师(医学专业),2011,13(22):348-348.

[75]　木塔力甫.胰岛素抵抗、高胰岛素血症与高血压[J].新疆医科大学学报,2000

(4):375-377.

[76] 潘海彦,刘冬梅,郑智非,等. 心理情绪干预对高血压前期患者情绪及血压的影响研究[J]. 中国医药科学,2019,9(5):167-169,176.

[77] 庞秋艳. 河南某农村人群血脂异常的患病率及影响因素分析[D]. 郑州:郑州大学,2009.

[78] 彭东辉. 流程再造教程[M]. 北京:航空工业出版社,2004.

[79] 彭十龙. 山区农村65岁以上老年人健康体检结果分析[J]. 中国社区医师,2014,30(4):112-113.

[80] 彭淑珍,李芳,徐亥,等. 高血压高危人群300例干预效果研究[J]. 中华健康管理学杂志,2015,9(3):214-216.

[81] 区大刚,张栋武,陈立新. 维生素D及日照时间对女性原发性高血压影响的临床研究[J]. 重庆医学,2014(16):2049-2051.

[82] 饶克勤. 我国慢性疾病"井喷"与健康风险管控[J]. 中国卫生资源,2015,18(2):80-82.

[83] 任怡. 心脑血管疾病的常见风险因素及预防方法[J]. 医学信息旬刊,2009,1(7):257.

[84] 邵平,袁嘉嵘. 天津市2009年活产新生儿出生体重影响因素分析[J]. 中华流行病学杂志,2011,32(11):1175-1177.

[85] 沈洪兵,俞顺章,徐耀初,等. 风险因素记分法筛检无症状糖尿病及其评价[J]. 中华流行病学杂志,1999,20(2):114-117.

[86] 沈秀峰,郭丽霞. 高血压防治工作中的问题探讨[J]. 中国慢性病预防与控制,2004,12(4):174-175.

[87] 苏明华,杨云娟,杨汝成,等. 中国东南亚边贸口岸民族地区高血压患病情况及其影响因素研究[J]. 现代预防医学,2015,42(9):1537-1542.

[88] 苏中华,杨志寅,成义仁,等. 精神卫生问题的诊疗行为与对策[J]. 中国行为医学科学,2005(10):869-871.

[89] 孙建萍,牛建华,谢改莲,等. 农村高血压高危人群与病人的社区护理干预[J]. 护理研究,2004,2(18):344-345.

[90] 孙宁玲,王鸿懿,廖玉华,等. 原发性高血压患者白蛋白尿与糖代谢紊乱[J]. 中华高血压杂志,2010,18(12):1138-1142.

[91] 孙余华,裴卫东,刘玉清. 原发性高血压与单纯疱疹病毒2型感染有关[J]. 中国分子心脏病学杂志,2003(2):94-97.

[92] 王冰玉,简伟研. 老年人高血压患病知晓和血压控制的社会决定因素研究[J]. 中国全科医学,2015,18(2):152-156.

[93] 王虹,赵红,杨智乔. 牙周病与高血压相关因素的初步探讨[J]. 中外医疗,2012,31(24):51-52.

[94] 王稼颖,陈亦如,陈敏,等. 综合管理和治疗老年高血压高危人群的实践与分析[J]. 中华全科医学,2009,7(6):630-632.

［95］王坤伟,刘军.白细胞与血压水平的关系[J].医学综述,2015,21(20):3713-3715.

［96］王路钦.上海松江区血压监测技术在社区应用的有效性和适宜性评估[D].北京:中国疾病预防控制中心,2013.

［97］王秋萍,王青梅,郭宏.维生素 D 与高血压关系的研究进展[J].现代生物医学进展,2014,14(10):1994-1996.

［98］王燕宁.社区家庭干预对有高血压家族史家庭成员行为生活方式的影响研究[J].中国全科医学,2012,15(32):3761-3763.

［99］王有国.怎样给心脏卸包袱[J].自我保健,2009(2):57.

［100］威廉·N·邓恩.公共政策分析导论[M].2 版.谢明,译.北京:中国人民大学出版社,2002.

［101］韦玮,李瑛,陈峰,等.口服避孕药及 AGT 基因多态性与女性高血压的关系[J].中国计划生育学杂志,2010,18(4):205-208.

［102］魏红春,张万军,昝培霞,等.安徽省农村老年人高血压患病影响因素分析[J].中国公共卫生,2009,25(8):962-964.

［103］温继兰,李荣山,石媛媛,等.山西省右玉县社区居民高血压流行病学调查[J].中国公共卫生,2011,27(6):734-736.

［104］吴小琼,马春来,沈育华,等.上海市某社区高血压高危人群综合干预效果评价[J].上海预防医学,2018,30(4):316-319.

［105］吴兆苏.社会心理因素与心血管病关系的流行病学研究进展[J].中国医学科学院学报,2001,23(1):73-77.

［106］肖浩辉.论学会的性质、功能和任务[J].湖南社会科学,1994(5):12-16.

［107］肖南梓,钟晓妮,汤胜蓝,等.重庆农村地区高血压患者疾病经济风险研究[J].第三军医大学学报,2016,38(23):2552-2558.

［108］谢瑾.社区高血压患者及高危人群综合干预效果评价[J].中国公共卫生,2010,26(3):275-276.

［109］谢亮球,孟共林,谢萍.不同特征社区老年高血压患者生活质量水平分析[J].护理学报,2010,17(12):67-69.

［110］辛青,张成秋,谭小燕,等.高校教职工高血压患病情况及影响因素[J].中国卫生统计,2013,30(6):874-876.

［111］熊丽丽,杜万红.原发性高血压风险因素研究进展[J].临床军医杂志,2011,39(1):174-177.

［112］徐红娣,徐璟,黄陈洁.吸毒史对高血压治疗效果的影响[J].中国基层医药,2014,21(2):301-302.

［113］许亚静,孙志琴,李小娜,等.并发症模拟体验对高血压前期病人自我管理行为的研究[J].蚌埠医学院学报,2020,45(12):1724-1728.

［114］许玉凉,陈春燕.健康生活方式宣教对高血压高危人群体检护理的效果探讨[J].心血管病防治知识(学术版),2020,10(15):77-79.

[115] 杨海东,杜学奎.家庭医生制签约服务管理社区高血压的效果分析[J].中国初级卫生保健,2017(6):37-38.

[116] 杨婧,谭炜,杨雅云.艾滋病并发高血压患者合理应用降压药物治疗效果研究[J].当代医学,2015,31(26):142-143.

[117] 杨烨,程磊,黄小明,等.社区综合干预对高血压前期人群血压控制及血管功能的影响[J].中外医学研究,2013,11(13):16-18.

[118] 叶棣荣,黄峰.社区高血压病高危人群筛查及健康生活方式指导[J].保健医学研究与实践,2014,11(3):74-75.

[119] 叶继红,朱桦.基于社会保护视角的农民工城市融入研究——以苏州市吴江区为例[J].人口与发展,2013,19(5):2-9.

[120] 尹爱田,王志锋,袁小平,等.农村大病统筹医疗保险方案中特殊人群——高危人群界定[J].中国初级卫生保健,1999,13(12):14-15.

[121] 应旭华,田娜,苏美芳,等.玉环县≥35岁农村社区居民高血压影响因素分析[J].中国公共卫生,2014,30(11):1463-1465.

[122] 于亮,胡家卿,徐秋艳.青岛市市南区高血压高危人群高血压知识知晓情况调查[J].中国卫生产业,2017,14(25):6-8.

[123] 虞秋叶.对社区高血压高危人群进行综合强化干预的作用分析[J].中外医学研究,2014,12(16):156-157.

[124] 袁萍.知己量化健康管理对高血压高危人群的影响[J].中国继续医学教育,2020,12(26):90-93.

[125] 袁志敏.高血压与痛风罹患风险间关系[J].心血管病学进展,2013,34(6):852.

[126] 詹思延.流行病学[M].7版.北京:人民卫生出版社,2019.

[127] 张晨,葛杰,邱永强.齐齐哈尔市社区高血压患病现状及相关行为风险因素分析[J].卫生研究,2015,44(4):595-599.

[128] 张国栋.预防性健康教育指导对控制高血压前期人群中血压的效果[J].中国医药指南,2020,18(3):121-122.

[129] 张慧芳,殷召雪,施小明.不同年龄段老年人群高血压影响因素的差异研究[J].中华疾病控制杂志,2012,16(9):735-738.

[130] 张玲,边立立,魏红,等.北京市某社区高血压患者及其高危人群的社区干预效果分析[J].武警医学,2010,21(9):752-755.

[131] 张如玲,谭毅.高血压前期的防治研究进展[J].中国临床新医学,2013,6(3):281-284.

[132] 张晓铭,张美仙,侯冬青,等.出生体重对儿童期和成年期高血压影响的队列研究[J].中国循证儿科杂志,2011,6(3):199-204.

[133] 张晓宇.高血压前期社区防控效果及对策[D].天津:天津医科大学,2015.

[134] 张迎春.国际标准职业分类的更新及其对中国的启示[J].中国行政管理,2009(1):105-107.

[135] 张正辉,薛丽莉,曾桃伦,等.社区健康干预对高血压前期患者转归影响的研究

　　　　［J］.心电图杂志（电子版），2019,8(3):82－83.

［136］赵冬,李翠芬,王薇,等.正常高值血压人群 10 年心血管病发病危险的分析
　　　　［J］.中华老年心脑血管病杂志,2006,8(11):730－733.

［137］赵立群,聂雷,龙美洁,等.健康教育和膳食干预对高血压社区综合防治的效果
　　　　分析［J］.社区医学杂志,2010,8(5):20－21.

［138］赵瑞.产后抑郁社区预防干预方案研究［D］.上海:复旦大学,2009.

［139］郑秀丽.早期健康教育对高血压预防效果的影响评价［J］.医学与社会,2017,30
　　　　(3):55－57.

［140］中国高血压防治指南修订委员会.中国高血压防治指南（2018 年修订版）
　　　　［J］.中国心血管病杂志,2019,24(1):24－56.

［141］中国高血压防治指南修订委员会.中国高血压防治指南 2010［J］.中华高血压
　　　　杂志,2011,39(8):579－616.

［142］中国高血压基层管理指南修订委员会.中国高血压基层管理指南（2014 年修订
　　　　版）［J］.中华健康管理学杂志,2015,30(1):10－30.

［143］中国医师协会高血压专业委员会.家庭血压监测中国专家共识［J］.中华高血压
　　　　杂志,2012,40(6):69－72.

［144］中国中央政府门户网站.国务院办公厅关于印发中国防治慢性病中长期规划
　　　　（2017—2025 年）的通知［EB/OL］.(2017－01－22)［2022－02－11］.http://
　　　　www. gov. cn/zhengce/content/2017-02/14/content_5167886. htm.

［145］中国中央政府门户网站.全国卫生与健康大会 19 日至 20 日在京召开［EB/
　　　　OL］.(2016－08－20)［2022－02－11］.http://www. gov. cn/xinwen/2016-08/
　　　　20/content_5101024. htm.

［146］中华医学会内分泌学分会《中国甲状腺疾病诊治指南》编写组.中国甲状腺疾
　　　　病诊治指南——甲状腺功能亢进症［J］.中华内科杂志,2007,46(10):
　　　　876－882.

［147］周浩,郭淑霞,刘佳铭,等.石河子市社区高血压、糖尿病防治政策知晓现状及
　　　　影响因素分析［J］.中华疾病控制杂志,2014,18(5):423－426.

［148］周宏胜.支气管哮喘急性发作期血压的改变及临床意义［J］.现代预防医学,
　　　　2012,39(13):3427－3428.

［149］周莉.社区干预对高血压高危人群的影响［J］.中国医药指南,2013,11(22):
　　　　537－538.

［150］周雪艳,常凤杰,蔡尚清.妊娠与高血压［J］.中国社区医师,2002(13):13－14.

［151］朱媛,江荔,郑蕾.高龄女性中高血压高危人群合约式干预效果观察［J］.中国现
　　　　代医生,2017,55(27):76－78.

［152］ARREDONDO A, ZÚÑIGA A. Epidemiologic changes and economic burden of
　　　　hypertension in Latin America: evidence from Mexico ［J］. Ame J Hyper,
　　　　2006,19(6):553－559.

［153］BANKER A, BELL C, GUPTA-MALHOTRA M, et al. Blood pressure percentile charts to identify high or low blood pressure in children [J]. BMC Pediatr, 2016,16(1):1 - 7.

[154] BANSIL P, ELENA V K, MA R K M, et al. Associations between sleep disorders, sleep duration, quality of sleep, and hypertension: results from the national health and nutrition examination survey, 2005 to 2008 [J]. J Clin Hypertens, 2011,13(10):739.

[155] BARON K G, DUFFECY J, RICHARDSON D, et al. Technology assisted behavior intervention to extend sleep among adults with short sleep duration and prehypertension/stage 1 hypertension: a randomized pilot feasibility study [J]. J Clin Sleep Med, 2019,15(11):1587 - 1597.

[156] BORRELL L N. Self-reported hypertension and race among Hispanics in the National Health Interview Survey [J]. Ethni Dis, 2006,16(1):71 - 77.

[157] CHOBANIAN A V, BAKRIS G L, BLACK H R, et al. Seventh report of the Joint National Committee on Prevention, Detection, Evaluation and Treatment of High Blood Pressure [J]. Hyper, 2003,12(3):31 - 32.

[158] CUNDIFF J M, UCHINO B N, SMITH T W, et al. Socioeconomic status and health: education and income are independent and joint predictors of ambulatory blood pressure [J]. J Behavi Med, 2015,38(1):9 - 16.

[159] DRUSS B G, MARCUS S C, OLFSON M, et al. Comparing the national economic burden of five chronic conditions [J]. Health Affairs, 2001,20(6): 233 - 241.

[160] EGAN B M, STEVENS-FABRY S. Prehypertension-prevalence, health risks, and management strategies [J]. Nat Rev Cardiol, 2015,12(5):289 - 300.

[161] EJIKE C E. Blood pressure to height ratios as simple, sensitive and specific diagnostic tools for adolescent (pre)hypertension in Nigeria [J]. Ital J Ped, 2011,37(1):30.

[162] FOROUZANFAR M H, ALEXANDER L, ANDERSON H R, et al. Global, regional, and national comparative risk assessment of 79 behavioural, environmental and occupational, and metabolic risks or clusters of risks in 188 countries, 1990 - 2013: a systematic analysis for the Global Burden of Disease Study 2013 [J]. Lancet, 2015,386(10010):2287 - 323.

[163] GLUMER C, CARSTENSEN B, SANDBACK A, et al. A Danish diabetes risk score for targeted screenings — the Inter99 study [J]. Diabetes Care, 2004,27(3):727 - 733.

[164] GREENLUND K J, CROFT J B, MENSAH G A. Prevalence of heart disease and stroke risk factors in persons with prehypertension in the United States, 1999 - 2000 [J]. Arch Inter Med, 2005,14(2):2113.

[165] GRIFFIN S J, LITTLE P S, HALES C N, et al. Diabetes risk score: towards

earlier detection of Type 2 diabetes in general practice [J]. Dia/metab Resea Rev, 2000,16(3):164 – 171.

[166] Gu A, Yue Y, KIM J, et al. The burden of modifiable risk factors in newly defined categories of blood pressure [J]. The Amer J Med, 2018,131(11):1349 – 1358.

[167] GU D F, HE J, COXSON P G, et al. The cost-effectiveness of low-cost essential antihypertensive medicines for hypertension control in China: a modeling study [J]. Plos Med, 2015,12(8): e1001860.

[168] HAJJAR I, KOTCHEN J M, KOTCHEN T A. Hypertension: trends in prevalence, incidence, and control [J]. Ann Rev Pub Heal, 2006, 27 (27):465.

[169] HAJJAR I, KOTCHEN T A. Trends in prevalence, awareness, treatment, and control of hypertension in the United States, 1988 – 2000 [J]. Ame J Hyper, 2003,16(5):199.

[170] HALPERIN R O, SESSO H D, MA J, et al. Dyslipidemia and the risk of incident hypertension in men [J]. Hyper, 2006,47(1):45.

[171] HERMAN W H, SMITH P J, THOMPSON T J, et al. A new and simple questionnaire to identify people at increased risk for undiagnosed diabetes [J]. Diab Car, 1995,18(3):382 – 387.

[172] JUNG H H, PARK S K, JEONG M K, et al. The effects of combined exercise on self-reliance health fitness and cardiovascular risk factor in prehypertension elderly women [J]. Kor J Sports Science, 2019,28(2):1021 – 1032.

[173] KAREN G, FRANCES M L, BARBARA K R. Health behavior and health education: Theory, research, and practice [M]. 4th ed. New York: Jossey-Bass, 2008.

[174] KOLIAKI C, KATSILAMBROS N. Dietary sodium, potassium, and alcohol: key players in the pathophysiology, prevention, and treatment of human hypertension [J]. Nutr Rev, 2013,71(6):402 – 411.

[175] LADAPO T A, FAJOLU I B, ADENIYI O F, et al. Blood pressure to height ratio as a screening tool for prehypertension and hypertension in adolescents [J]. Nige J Cli Pra, 2016,19(3):401 – 406.

[176] LAWES C M, VANDER H S, RODGERS A. Global burden of blood-pressure-related disease, 2001 [J]. Lancet, 2008,371(9623):1513 – 1518.

[177] LEE S J, F Bacha, Gungor N, et al. Waist circumference is an independent predictor of insulin resistance in black and white youths [J]. J Pediatr, 2006, 148(2):188 – 194.

[178] LI D J, LV J, LIU F C, et al. Hypertension burden and control in mainland China: Analysis of nationwide data 2003 – 2012 [J]. Inter J Car, 2015(184):

637 - 644.

[179] LINDSTRÖM J, TUOMILEHTO J. The diabetes risk score: a practical tool to predict type 2 diabetes risk [J]. Diab Car, 2003,26(3):725 - 731.

[180] LIU M, LI Y, CITTERIO L, et al. A functional common polymorphism of the ABCB1 gene is associated with chronic kidney disease and hypertension in Chinese [J]. Ame J Hyper, 2013,26(12):1428 - 1436.

[181] MANCIA G, DE BACKER G, DOMINICZAK A, et al. 2007 ESH/ESC Guidelines for the management of arterial hypertension [J]. Blood Pressure, 2007,16(3):135 - 232.

[182] MANCIA G, FAGARD R, NARKIEWICZ K, et al. 2013 ESH/ESC Guidelines for the management of arterial hypertension: the task force for the management of arterial hypertension of the European Society of Hypertension (ESH) and of the European Society of Cardiology (ESC) [J]. Euro Heart J, 2013,34(28):2159 - 2219.

[183] MCKENZIE B, SANTOS J A, TRIEU K, et al. The Science of Salt: A focused review on salt-related knowledge, attitudes and behaviors, and gender differences [J]. The J Clin Hyper, 2018,20(5):850 - 866.

[184] MOLLERUP P M, LAUSTEN-THOMSEN U, FONVIG C E, et al. Reductions in blood pressure during a community-based overweight and obesity treatment in children and adolescents with prehypertension and hypertension [J]. J Human Hyper, 2017,31(10):640 - 646.

[185] NATIONAL INSTITUTE of HEALTH. Third report of National Cholesterol Education Program (NCEP) expert panel on detection, evaluation and treatment of high blood cholesterol in adults (Adult Treatment Panel III) [J]. Circulation, 2002(106):3143 - 3421.

[186] NG S W, NORTON E C, POPKIN B M. Why have physical activity levels declined among Chinese adults? Findings from the 1991 - 2006 China Health and Nutrition Surveys [J]. Soc Sci Med, 2009,68(7):1305 - 1314.

[187] PAJAK A, SZAFRANIEC K, KUBINOVA R, et al. Binge drinking and blood pressure: cross-sectional results of the HAPIEE study [J]. PloS One, 2013,8 (6): e65856.

[188] PARKER E D, SCHMITZ K H, JR J D, et al. Physical activity in young adults and incident hypertension over 15 years of follow-up: the CARDIA study [J]. Ame J Pub Heal, 2007,97(4):703 - 709.

[189] PEDRALLI M L, MARSCHNER R A, KOLLET D P, et al. Different exercise training modalities produce similar endothelial function improvements in individuals with prehypertension or hypertension: a randomized clinical trial exercise, endothelium and blood pressure [J]. Scient Reports, 2020

(10):7628.

[190] PREMKUMAR R, POTHEN J, RIMA J, et al. Prevalence of hypertension and prehypertension in a community-based primary health care program villages at central India [J]. Indian Heart J, 2015,68(3):270 – 277.

[191] RUIGE J B, DE NEELING J N, KOSTENSE P J, et al. Performance of an NIDDM screening questionnaire based on symptoms and risk factors [J]. Diab Care, 1997,20(4): 491 – 496.

[192] STEINBERG D M, KAY M C, SVETKEY L P, et al. The feasibility of a digital health intervention to improve diet quality among women with high blood pressure: Findings from a randomized-controlled feasibility trial (Preprint) [J]. JMIR Mhealth and Uhealth, 2020,8(12):e17536.

[193] SUBBURAM R, SANKARAPANDIAN M, GOPINATH D R, et al. Prevalence of hypertension and correlates among adults of 45 – 60 years in a rural area of Tamil Nadu [J]. Indian J Public Health, 2009,53(1):37.

[194] SUNG K D, PEKAS E J, SCOTT S D, et al. The Effects of a 12-week jump rope exercise program on abdominal adiposity, vasoactive substances, inflammation, and vascular function in adolescent girls with prehypertension [J]. Eur J App Phy, 2018(119):577 – 585.

[195] SUN X Y, SHI Y H, ZENG Q Q, et al. Determinants of health literacy and health behavior regarding infectious respiratory diseases: a pathway model [J]. BMC Public Health, 2013,13(1):261.

[196] TANAKA F, MAKITA S, ONODA T, et al. Prehypertension subtype with elevated C-reactive protein: risk of ischemic stroke in a general Japanese population [J]. Ame J Hyper, 2010,23(10):1108 – 1113.

[197] TEDESCO M A, NATALE F, DI S G, et al. Effects of coexisting hypertension and type II diabetes mellitus on arterial stiffness [J]. J Hum Hyper, 2004,18(7):469 – 473.

[198] VASAN R S, LARSON M G, LEIP E P, et al. Assessment of frequency of progression to hypertension in non-hypertensive participants in the Framingham Heart Study: a cohort study [J]. Lancet, 2001,358(9294):1682 – 1686.

[199] VASAN R S, LARSON M G, LEIP E P, et al. Impact of high-normal blood pressure on the risk of cardiovascular disease [J]. New Eng J Med, 2001 (345):1291 – 1297.

[200] WANG R, LU X, HU Y, et al. Prevalence of prehypertension and associated risk factors among health check-up population in Guangzhou, China [J]. Inter J Cli and Exper Med, 2015,8(9):16424 – 16433.

[201] WANG Y, CHEN J, WANG K, et al. Education as an important risk factor for the prevalence of hypertension and elevated blood pressure in Chinese men

and women [J]. J Human Hyper, 2006,20(11):898 - 900.

[202] WEI Z, MCLERRAN D F, ROLLAND B, et al. Association between body-mass index and risk of death in more than 1 million Asians [J]. New Eng J Med, 2011,364(8):719.

[203] WHEATON A G, PERRY G S, CHAPMAN D P, et al. Sleep disordered breathing and depression among U. S. adults: national health and nutrition examination survey, 2005 - 2008 [J]. Sleep, 2012,35(35):461 - 467.

[204] WHELTON P K. Epidemiology of hypertension [J]. Lancet, 1994, 344 (8915):101 - 106.

[205] WHELTON S P, HYRE A D, PEDERSEN B, et al. Effect of dietary fiber intake on blood pressure: a meta-analysis of randomized, controlled clinical trials [J]. 2005,23(3):475 - 481.

[206] YANG G H, WANG Y, ZENG Y X, et al. Rapid health transition in China, 1990 - 2010: findings from the Global Burden of Disease Study 2010 [J]. Lancet, 2013,381(9882): 1987 - 2015.

[207] YANG G Y, MA Y, WANG S B, et al. Prevalence and correlates of prehypertension and hypertension among adults in northeastern China: a cross-sectional study [J]. Inter J Envir Rese Pub Heal, 2015,13(2):82.

[208] ZHENG L Q, SUN Z Q, ZHANG X G, et al. Predictors of progression from prehypertension to hypertension among rural Chinese adults: results from Liaoning Province [J]. Eur Cardiovase Prev Rehabil, 2010,17(2):217 - 222.

图书在版编目(CIP)数据

社区高血压高危人群筛查评分表及管理规范的研制和效果评价/李程跃著.—上海:复旦大学出版社,2022.9
(复旦大学公共卫生与预防医学—流学科建设:健康中国研究院系列)
ISBN 978-7-309-16245-5

Ⅰ.①社… Ⅱ.①李… Ⅲ.①高血压-防治-研究 Ⅳ.①R544.1

中国版本图书馆 CIP 数据核字(2022)第 110701 号

社区高血压高危人群筛查评分表及管理规范的研制和效果评价
李程跃 著
责任编辑/王 瀛

复旦大学出版社有限公司出版发行
上海市国权路 579 号 邮编:200433
网址:fupnet@ fudanpress.com http://www.fudanpress.com
门市零售:86-21-65102580 团体订购:86-21-65104505
出版部电话:86-21-65642845
上海四维数字图文有限公司

开本 787×1092 1/16 印张 11.25 字数 173 千
2022 年 9 月第 1 版
2022 年 9 月第 1 版第 1 次印刷

ISBN 978-7-309-16245-5/R·1954
定价:78.00 元